脳神経科学が
わかる、好きになる

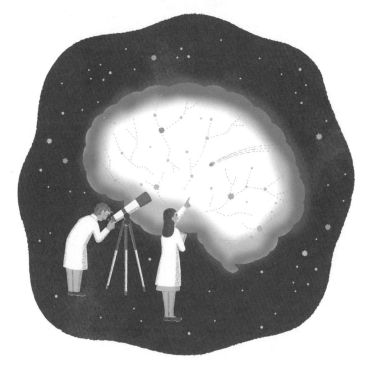

Takeshi Sakurai

櫻井 武

JN047676

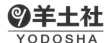羊土社
YODOSHA

はじめに

　4年前だったか。ある学会（神経科学会だと思う）で疲れたので座りヒマそうにしていたら、知り合いの出版社の編集者に声をかけられた。教育のことなど世間話をしていたなかで、「最近、神経科学のことをざっと知るための入門書がないかなあと言う声を、学生さん達からよく聞くんですよねー（ちら）」みたいな感じで振られた。その場では「一人で書くのはなあ」とか返事をしたのだが、当時は京都大学やコロンビア大学で解剖や神経解剖の教育のお手伝いをしていて、学生さん達とのつきあいもあり、わかりやすく神経科学のおもしろさを伝えられるような方法がないかなあと感じていた。カンデルの本とか、スタンフォードの本とか、少し古いけどベアーの本とか、学部生向けの"ちゃんとした"神経科学の本は沢山あるけれど、どれもかなり厚くて読み切ろうと思うと心が折れる。病気に関係することについては『病みえ』のような（陰の？）名著もあるけれど、必ずしも病気に関わらない人達が神経科学の全体像をざっと捉えるのに適した入門書ではない。ちょうど同じ頃、大学院で医学部卒以外の方に医学を教えるようなことにも関与し、さらに中高生向けに『脳科学オリンピック』のお手伝いをするような機会もあり、「それじゃあやってみるか」と、エライ先生達に非難されるのは承知の上で、持ち前の図々しさで執筆を引き受けることにした。

　この本は Chapter 0 〜 8 の9章からなり、ヒトの脳を様々な角度からざっと説明することを目指しているが、細かいことはかなりはしょってある。どちらかというと、原則とか原理とかそういったことを意識しながらまとめてみた。対象は医学、生物学、あるいは心理学の側面から神経科学に興味がある学部生、大学院生。さらに情報科学、工学への応用

のため神経系の情報処理のメカニズムに興味のある人。神経科学でハードルが高い解剖のところは Chapter 5 と 6 の 2 章にわけて書いてある。特に Chapter 6 は自分なりに凝ってまとめてある。解剖は名前とつながりがネックになるのだけど、進化や発生から考えてみるとわかりやすくなるという信念（妄想といってもいいかもしれない）のもと、そういった知識が情報処理の原理の理解につながらないかという感じで書いてある。この意図が成功してるかどうかは読者の方々の判断に任せる。

　最後に、図も含めて編集に根気よくたずさわってくれた知り合いの出版社の編集者＝羊土社の間馬さん、原稿を読んでくれ励ましてくれた京都大学医学部の学生さん達に感謝したい。

2020 年 8 月
櫻井 武

目次

Chapter 0
予備知識

Chapter 1
細胞生物学・生化学

Chapter 2
神経生理学

Chapter 3
神経発生学

Chapter 4
神経組織学

Chapter 5
神経解剖学

Chapter **6**
中枢神経系の情報処理と機能

Chapter 7
神経化学・薬理学

Chapter 8
神経免疫学

Column

Chapter 0

予備知識

0-1 神経系とは

　神経系とは何をするものでしょうか。マクロ的には脳や脊髄とそれにくっついた神経からなるシステムですが、次のように言うことができます。

神経系とは

　外界や私たちの内的な状態の情報を受けとって（＝入力）、その情報を処理して、それにもとづいて体に刺激を送って反応する（＝出力）ように指令するシステム。

　この出力は単純な刺激に対する反射の場合もありますし、思考、思索、芸術、哲学など私たちの脳が行うさまざまな高次機能の場合もあります。

　ミクロ的には神経系を支えるのは細胞、特にニューロン（神経細胞）ですが、ニューロンはある入力を受けてそれを情報処理して、次のニューロンに出力するという形になっています。

　つまり、マクロ的にもミクロ的にも入力、処理、出力というのが神経系の基本で、これはコンピューターと同じですよね。

→ 神経系とは入力された情報を処理して出力するシステム

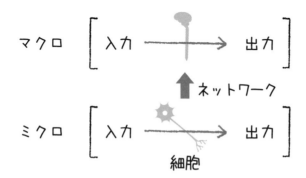

0-2　脳神経科学とは

　その神経系の仕組みをさまざまな方法で、さまざまなレベルで明らかにしようというのが脳神経科学（あるいは神経科学とも言う）です。1つの方法論で理解するのは不可能で、それこそ、分子生物学、細胞生物学、生化学、生理学、薬理学、解剖学、数学、物理学、コンピューターサイエンス、情報科学、心理学、認知神経科学、など、さまざまなアプローチがされています。

　逆にその多様さのため、膨大な知識が必要となり、全体像を捉えるのがともすれば難しくなります。初学者は皆テーマごとに細分化された分厚い本を最初から最後まで読まねばならず、だいたい挫折します。実は専門家であっても、自分の専門はわかっていても、他の部分との統合ができてないケースがかなりあります。

　残念ながら日本の高校には脳神経科学という科目がありません。大学でも脳神経科学を系統的に教えるのは医学部とわずかの薬学部で、他の学部ではその触りだけを一般教養（今削られつつある分野）でカバーする程度です。今後、さまざまな分野の専門家がますます脳神経科学に参入し、脳神経科学の知見を深め、例えばコンピューターなどに応用していくためには、全体像を簡単につかむための教材が必要となります。それがこの本と言うわけです。

⊙ 多様なアプローチが必要な神経科学

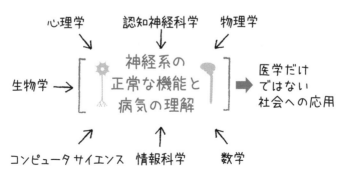

0-3 脳神経科学の全体像を ざっとつかむために

　この本は、神経系の全体像をざっとつかむことを意図に書かれています。「こう理解すると、とりあえずはいいのでは」という考えで、いろいろな教科書に書いてあることを、提示のしかた、あるいは順番を変えてまとめてあるところもあります。特に解剖（Chapter 5）と脳の情報処理（Chapter 6）のところはかなり工夫して、なおかつ、大胆にまとめてあります。筆者の個人的な意見、想像、妄想なども入っていますので、すべてを信用せずに、
「まあ、こんな理解のしかたもあるのかな」
という程度で読んでいただけるとありがたいです。

　難しいところ、つまらないところ、知っているところはとばしていただいてけっこうですし、興味をもたれた方はさらにちゃんとした本を読まれて深く突っ込んで勉強してください。

　くり返しますが、この本の意図はあくまで、神経系の全体像を理解してもらうということです。この本を読まれた方が、脳神経科学に興味をもっていただいて、さまざまな切り口から脳神経科学の知識を活用したり、研究に入ってきたりされることを期待しています。

0-4 中枢神経系と末梢神経系

　予備知識として神経系の概要について簡単にまとめておきます。ここで名前をすべて覚える必要はありません。わからなくなった時に参照しながら進んでください。

　まず、神経系は中枢神経系と末梢神経に分けられます。

中枢神経系とは

脳と脊髄からなる。

脊髄は位置により頸髄、胸髄、腰髄、仙髄、尾髄と呼ばれる。

椎骨で形成された脊柱管と頭蓋骨のなかにある。

末梢神経系とは

中枢神経系にくっついている神経。

脳にくっついているのが12本の脳神経。

脊髄にくっついているのが31本の脊髄神経（図のC、Th、L、S、Co）。

→ 脳と脊髄（中核神経系）に脳神経と
　 脊髄神経（末梢神経系）がくっついている

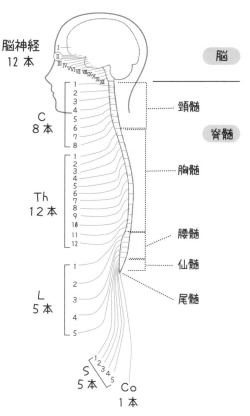

0-5 体性神経系と自律神経系

　末梢神経系は、役割によって体性神経系と自律神経系に分けることもできます。

体性神経系とは　　運動神経と感覚神経に分けられる。

　運動神経とは　　筋肉を動かすもの。

　　　　　　　　　　（筋肉は骨格筋、平滑筋、心筋がありうる）

　感覚神経とは　　感覚情報を脳、脊髄に伝えるもの。

自律神経経系とは　交感神経と副交感神経に分けられる。

　交感神経とは　　ざっくり言って、闘争と逃走の時に働く。

　副交感神経とは　ざっくり言って、体を休める状態の時に働く。

0-6 脳

脳は、大脳（終脳）、間脳、中脳、小脳、橋、延髄に分けられます。

大脳 大脳皮質、大脳基底核、脳梁、海馬、扁桃体などが含まれる。

間脳 視床、視床下部、視床上部（松果体、手綱核）などが含まれる。

中脳 上丘、下丘、被蓋、大脳脚などが含まれる。

小脳 小脳皮質（虫部、傍虫部、半球）、小脳核などが含まれる。

橋 大脳と延髄をつなぐ橋。

延髄 橋の下で脊髄とつながる部分。

大脳については、以下のような言葉もよく使います。

（大脳）辺縁系 嗅覚に関係の深い、脳の深部にある部分。海馬、扁桃体も含む。

（大脳）新皮質 Neocortex。大脳皮質のなかで進化的に一番新しい部分（「6層」）。

（大脳）古皮質 Archicortex。新皮質より古い部分。辺縁系。

（大脳）旧皮質 Paleocortex。最も古い部分（「3～5層」）。傍海馬、梨状野、嗅球、嗅結節など。

脳幹、脳室という言葉もよく登場します。

脳幹 中脳、橋、延髄、ときに間脳を含む。

脳室 脳内の空間。脳脊髄液で満たされている。

→ 脳の構造

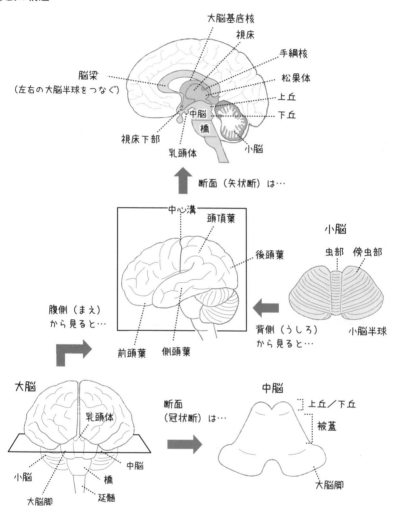

断面（矢状断）は…

中心溝　頭頂葉

後頭葉

腹側（まえ）から見ると…

前頭葉　側頭葉

小脳

虫部　傍虫部

小脳半球

背側（うしろ）から見ると…

大脳

乳頭体

小脳　　中脳

大脳脚　延髄　橋

断面（冠状断）は…

中脳

上丘／下丘

被蓋

大脳脚

大脳基底核

視床

手綱核

松果体

上丘

下丘

脳梁（左右の大脳半球をつなぐ）

中脳

橋

視床下部

乳頭体

小脳

0-7 脊髄

脊髄は頸髄、胸髄、腰髄、仙髄、尾髄に分かれ、それぞれから以下の神経がつながっています。

頸神経 C1 〜 8

胸神経 Th1 〜 12

腰椎神経 L1 〜 5

仙骨神経 S1 〜 5

尾骨神経 Co

脊髄神経は椎骨と椎骨の間から出るため、その数は椎骨の数に一致していますが、頸は1本多くなっています。それは C1 が頭蓋骨と第1頸椎の間からでるからです。

➡ **椎骨と脊髄神経**

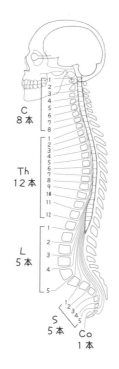

C
8本

Th
12本

L
5本

S
5本

Co
1本

0-8 言葉の使い方

入力と出力 入力とは脳・脊髄に入ってくるもの。
出力とは脳・脊髄から出ていくもの。

求心性と遠心性 求心性とは中心に近づいていく動き＝入力。
遠心性とは中心から遠ざかる動き＝出力。

体性と内臓性 体性とは体壁と四肢、頭部の運動と感覚を伝えるもの。
内臓性とは内臓の運動と感覚を伝えるもの。

	体性	内臓性
求心性（入力）	感覚神経	
遠心性（出力）	運動神経	
		交感神経 副交感神経

投射 あるニューロンが軸索を伸ばしてつながった先に情報を伝えること。感覚情報も運動情報もどちらもありうる。

低次と高次 機能的な上下関係で使う場合が多い言葉。例えば情報処理がより進めば高次となる。高次中枢、低次中枢というように使う。

準備体操はこれで十分できました。では、リラックスして Chapter 1 に進みましょう。

Chapter 1

細胞生物学・生化学

Chapter 0 でお話ししたように、神経系は外からの情報の入力を受け、体に指令を出力するシステムです。このシステムは神経系をつくる細胞1つひとつの性質が基本となってできているため、神経系の理解にはその細胞の理解が近道です。そこで Chapter 1 では神経系をつくる細胞および分子について学びます。神経系には神経系特有の細胞や代謝があるので、それをざっと理解しましょう。

1-1 神経系をつくる細胞

神経系をつくる細胞にはニューロン（神経細胞）とグリア細胞があります。

ニューロンとは

神経系で情報を受けとり（入力）、処理し、伝える（出力）細胞で、人の脳では約 850 億個存在します（地球の人口の 10 倍以上）。

役割ごとに異なる形、異なる名前のニューロンが存在します。脊髄・末梢神経がどのくらいのニューロンでできているかは、よくわかりません。

グリア細胞とは

ニューロン以外に人の脳には約 850 億個の細胞が存在します。そのうちのグリア細胞はニューロンの機能を支える重要な働きをします。

➡ニューロンとグリア細胞

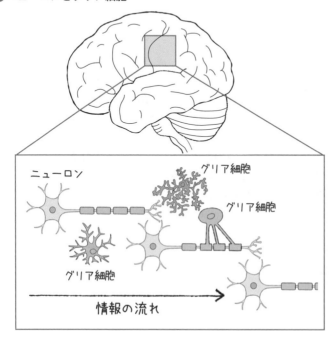

1-2 ニューロン（神経細胞）

　ニューロンの形はさまざまですが次のような特徴があります。

ニューロンの基本型

　極性のある細胞で、樹状突起や軸索とよばれる突起（神経突起）をもちます。入力は樹状突起の方から入り、細胞体で情報処理がされ、出力は1本の軸索の方から出ます。

　この軸索が伸びて次の細胞に情報を伝えます。脳内でとなりあった細胞どうしをつなぐ短いものから、腰から足の先を1つの細胞でつなぐ1 m以上の長いものまであります。

➡ 典型的なニューロンの模式図

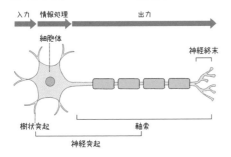

　入力と出力の方向が決まっているため、細胞内の物質輸送にも極性が必要で、特に軸索には、細胞骨格のうえを荷物を積んだモーター分子が走るメカニズムがあります。荷物をどこに届けるかについても分子レベルで決められています。

➡ 軸索内トランスポート

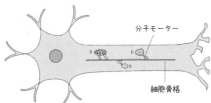

グリア細胞

1-3

脳内のグリア細胞は大きく分けてアストロサイト、オリゴデンドロサイト、ミクログリアの3種類があります。アストロサイトとオリゴデンドロサイトはニューロンと同様に神経幹細胞から生じます（**3-2-1** 参照）が、ミクログリアは免疫細胞に近い存在です（**8-3-1** 参照）。

アストロサイトとは

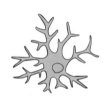

代謝を支えたり神経伝達物質の量を調節したり、炎症にもかかわる細胞。また、血液脳関門＝ BBB（**1-11** で解説）の形成にも関与しています。

アストロサイトの仲間で放射状グリアとよばれる細胞もあります。これは神経系の発生に非常に重要な役割を果たします（**3-2-2** で解説）。

オリゴデンドロサイトとは

中枢神経系でミエリン鞘（**1-5** で解説）の形成に関与しています。

ミクログリアとは

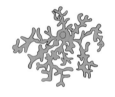

骨髄由来のマクロファージで脳内の炎症に関与しています。また、最近の知見で不要なシナプスの除去＝刈り込み（**3-3-5** で解説）にも関与し、可塑性や病態に関与している可能性が知られています。

1-4 伝導と伝達

　ニューロンからニューロンへ情報が伝わっていく過程は伝導と伝達という言葉で表されます。

伝導とは

　軸索のうえを電気信号が伝わることは、伝導という言葉で表すことが多いです（コンダクション）。

伝達とは

　細胞と細胞の間で情報を伝えたり、細胞内を情報が伝わって行くのは伝達という言葉で表すことが多いです（トランスダクションあるいはトランスミッション）。

→ 伝導と伝達

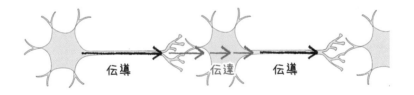

1-5 ミエリン鞘

　ニューロンの軸索に沿ってバームクーヘンのような構造物が並んで軸索を取り囲んでいる、これがミエリン鞘です。それぞれの構造物の間にすき間（ギャップ）があることに注意しましょう。

ミエリン鞘とは

　軸索の周りをとり囲むグリア細胞（オリゴデンドロサイト）あるいはシュワン細胞の細胞膜（脂質）からなる構造物のことで、軸索の周りで絶縁体の役目を果たし、軸索上の効率よい電気信号の伝導を支えます（跳躍伝導という）。

　跳躍伝導については 2-3 で、ミエリン鞘ついては 4-6 でまた説明しますので、ここではまず名前を教えてください。

→ ミエリン鞘の模式図

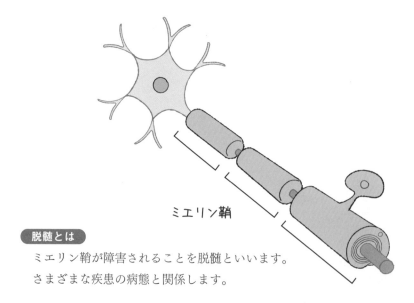

ミエリン鞘

脱髄とは

ミエリン鞘が障害されることを脱髄といいます。
さまざまな疾患の病態と関係します。

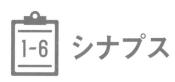

1-6 シナプス

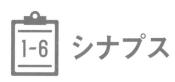

　細胞と細胞の間にはスキマがあるので、ニューロンが次のニューロンに情報を伝える（伝達する）には特殊な構造が必要です。

シナプスとは

　このニューロンが次のニューロンに情報を伝達するための構造がシナプスです（**4-8**）。ニューロンどうしのスキマはシナプス間隙（かんげき）とよばれます。

　シナプスは人の脳では 150 兆個くらいあるとされています（したがって単純計算すると 1 つの細胞あたり 1,700 個以上シナプスがあることになります。ほとんどが入力だとすると、どれくらいの情報処理が細胞 1 つあたりに必要かなんとなく想像できるのでは）。

● 電気シナプスと化学シナプス

　シナプスは大きく 2 種類に分けられ、1 つは電気シナプス、もう 1 つは化学シナプスと呼ばれます。

① 電気シナプス　電気的につながっている構造をもつシナプス。

② 化学シナプス　神経伝達物質とよばれる化学物質を使って情報伝達を行うシナプス。

　この 2 つには以下のような違いがあります。

→ 電気シナプスと化学シナプスの性質の比較

	シナプス間隙	シナプス遅延	伝達方向
電気シナプス	3 〜 5 nm	0	双方向
化学シナプス	20 〜 40 nm	1 〜 5 msec	一方向

　シナプス遅延というのは「情報が伝達されるのにこれくらいの時間がかかる」ということです。

以下は化学シナプスの模式図です。情報の伝わる方向にもとづき、前シナプス側、後シナプス側というようによびます。

→ 化学シナプス

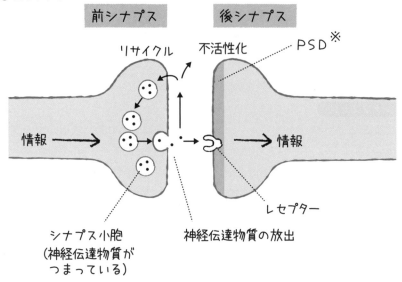

前シナプス側のシナプスに情報が伝わるとシナプス小胞から神経伝達物質（詳しくは Chapter 7 で）がシナプスの間隙に放出されて、それが次のニューロンのレセプターとよばれるタンパク質（2-6、7-3 でまた説明します）に結合して情報を伝えます。情報伝達物質は不活性化されるかあるいは再取り込みでシナプス間隙から除去されて、次の仕事に備えます。

※ PSD は電子顕微鏡で濃く見える部分。チャネルやレセプター、細胞接着や膜の裏打ち、情報伝達にかかわる分子がつまっている。

カハール（ニューロン説）vs ゴルジ（網状説）の論争

サンチャゴ・ラモン・イ・カハール（1852-1934）はスペインの医師で、カミーロ・ゴルジ（1843-1926）はイタリアの医師です。両者は神経系の構造研究をしたことにより 1906 年に同時にノーベル生理学・医学賞を受賞していますが、両者は神経系の構造の理論としてまったく異なる説を提唱しており、ノーベル賞受賞講演でもその両者の対立は明らかでした（ノーベル賞のウェブサイトで読めます）。

カハールは「ニューロンを単位とするつながりで神経系は形成されている」というニューロン説をとったのに対し、ゴルジは「神経系はニューロンがつくりあっている途切れのない網から形成されている」という網状説を主張しました。どちらが正しかったかはサー・チャールズ・シェリントン（1857-1952）らによりシナプスが発見され、つながった網ではないということが明らかにされ決着がつきましたが、切れ目のあるつながりを顕微鏡下で「見ていた」カハールが、ゴルジ染色法（ゴルジの開発したニューロンの微小構造を染める方法）を使っていた事実は、皮肉といえば皮肉かもしれません（ゴルジの居たイタリアのパビア大学ではカハールという名を口にすることははばかられ、カハールのことは「ゴルジではない方の人」と言わねばならぬというジョークがあるそうです）。

このようにこの 2 人が神経系の構造に関する学説ではよく知られているわけですが、科学の発見というのはある人が突然成し遂げるようなものではありません。神経系の構造が説として提唱されるに至るまでには、顕微鏡で見る方法論を確立した人、それをもとに研究の流れをつくった人と、さまざまな人物の影響があったということは忘れられてしまいがちです。

例えば、ニューロン の形態の研究を顕微鏡で詳細に行った人にはチューリッヒ大学やビュルツブルク大学にいたアルベルト・フォン・コリカー（1817-1905）、その生徒でバーゼル大学やライプチヒ大学にいたウィルヘルム・ヒス・シニア（1831-1904）らがいますし、その他にもボン大学で神経系の解剖の研究をしていたマックス・シュルツ（1825-1874）や、その影響を受けたオットー・ダイテルス（1834-1863）による詳細なニューロンの形態の記載、特に軸索と樹状突起の記載があります。またスウェーデンのグスタフ・レチウス（1842-1919）もニューロンの形態の研究をしておりカハールの

ニューロン説を支持していたことが知られています。さらには網状説を最初に提唱したのはドイツのエアランゲン大学のジョセフ・フォン・ゲルラッヒ（1820-1896）とされています。

もう1つ忘れてならないのは、インターネットも何もない、論文や本もそれほど簡単に読めない時代には、指導者の影響力が研究を進めるうえで大きな役割を果たしたということです。ケリカーやシュルツは近代生理学の父とよんでもいいヨハネス・ペーター・ミュラー（1801-1858）に師事しており、ミュラーの細胞にもとづく生理学という概念はその流れのなかで生きていると思います。ちなみにシュワン細胞にその名が残るテオドア・シュワン（1810-1882）もミュラーの影響を受けています。

ダイテルスは前庭神経核のダイテルス核に名前が残っていますし、レチウスはカハール - レチウス細胞というところに名前が残っています。ちなみにヒス - プルキニエ束のヒスはヒス・シニアの息子のジュニアの方です。

脳神経科学の歴史はドイツの南北（オーストリアとプロイセン）、フランス、スイスといった国々の隆盛、衰退といった歴史と絡んでいます（p.106、p.142に続く）。

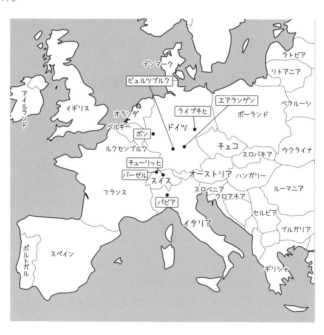

1-7 細胞内小器官

　細胞内小器官について簡単におさらいをします。ニューロンの機能に関係したものを強調しておきます。ニューロンは極性をもち、また増殖しないので、細胞内小器官の異常が細胞の障害、脱落につながる可能性が他の臓器の細胞より大きいです。

➡ ニューロンの細胞内小器官

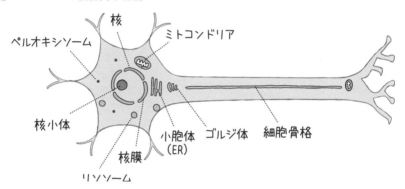

● ミトコンドリア
　細胞内でのエネルギー産生、Ca^{++}の貯蔵、神経伝達物質の代謝を行う細胞内小器官です〔モノアミンの代謝に関係する MAO（Chapter 7）はこの外膜に存在します〕。細胞体にも軸索にもシナプスにも存在し、細胞内を細胞骨格に乗っかって移動します。

● 小胞体 (ER) ／ゴルジ体
　Ca^{++}を貯蔵したり、細胞膜に存在するタンパク質を目的地に到達するように分配したりします。

● リソソーム (ライソゾーム)
　ものを壊す場所です。

● ペルオキシソーム (ペルオキシゾーム)

脂肪酸の代謝にかかわります。ペルオキシソームの生合成にかかわる分子の異常で起こる病気があります。

● グリコーゲン顆粒

グリコーゲンを貯蔵している顆粒ですが、ニューロンの活動をこれだけで支えられるほどたくさんはありません。

● RNA 顆粒

RNA とタンパク質が結合したものでさまざまな種類があります。

● ストレス顆粒

RNA の輸送や、miRNA 合成にかかわります。

1-8　発現調節

　ニューロンの機能も他の細胞と同じようにタンパク質によって決まります。タンパク質は遺伝子（DNA）から RNA に転写され、それが翻訳されることによってつくられます。これを「タンパク質が発現する」と言いますが、発現はさまざまに調節されることが知られており、どの調節も病気に関係する可能性があります。

● ジェネティック調節

　遺伝子配列による調節、特にシス、トランスによる調節のこと。

　シスというのはその遺伝子の近傍にある配列がその遺伝子の発現を調節する場合で、トランスというのはその遺伝子とはまったく別の場所にある配列がその遺伝子の発現を調節する場合のことを言います。これらは次世代に受け継がれます。

　（病気の例：遺伝性の神経発達障害である脆弱 X 症候群。FMRP 遺伝子のリピート配列が FMRP 遺伝子の発現をジェネティックに調節することで起こる。）

● エピジェネティック調節

　遺伝子配列ではなく、遺伝子配列の化学修飾（メチル化）あるいは結合タンパク質（ヒストン等）の変化で起こる調節のこと。次世代に受け継がれることはないとされています。

　（病気の例 1：神経発達障害であるレット症候群。メチル化 DNA に結合する MeCP2 というタンパク質の異常が原因で起こる。）

　〔病気の例 2：自閉症。クロマチンリモデリング因子（ヒストンの変化を引き起こす）である CHD8 というタンパク質の変異が原因で起こる。〕

● 転写後調節

　遺伝子が RNA に変換（転写）されてからの調節。RNA 結合タンパク質によって行われる調節のこと（前述の RNA 顆粒を参照）。

　特に RNA が転写されてから mRNA になるには、途中の不要な部位を取

り除く過程が必要で、これをスプライシングと呼びます。

（病気の例：脊髄性筋萎縮症や筋ジストロフィー。スプライシングの異常が原因で起こる。）

● **翻訳後調節**

翻訳された後のタンパク質の化学修飾による調節のこと。リン酸化や糖鎖修飾が代表的なものです。

➔ **発現調節**

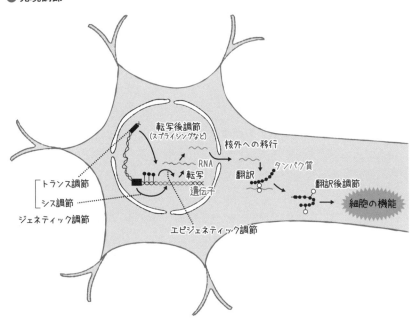

● **位置による調節**

ここでもう1つ注意すべきは分子の移動が大事だということです。転写されたRNAがどのように運ばれるかはスプライシングと関係することが知られています。興味深いことにスプライシングの異常はさまざまな神経精神疾患に付随していることがわかってきています（神経系のRNAは一般に長いことが関係しているかもしれません）。また翻訳は、細胞体だけでなく軸索や樹状突起といった局所で起こることが、その機能に重要な可能性があります。

1-9 脳をつくる化学物質

人の脳は約 1,200 ～ 1,600 g ですが、以下のような物質からなります。脳組織にはとても水が多いことに注意してください。脳は固い頭蓋骨に覆われた空間に存在するので、水の量が増える（＝脳浮腫）と限られた空間の中で脳の体積が大きくなり、結果としてニューロンとその線維やグリア細胞からなる脳実質を圧迫することになります。

⊃ 脳をつくる化学物質

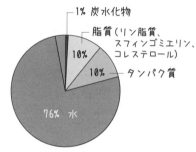

⊃ 脳浮腫

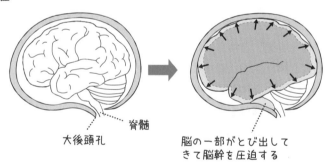

大後頭孔　脊髄

脳の一部がとび出してきて脳幹を圧迫する

脳浮腫の結果、行き場のなくなった脳の部分が頭蓋骨に圧迫されたり、大後頭孔という頭蓋骨の孔から脳の一部がとび出したり（＝脳ヘルニア）すると、脳が損傷され、命にかかわる事態になります。

脳実質とは

実質というのはその組織の機能の中心となる部分のことで、医学用語です。その組織の実質を支える部分のことは間質といいます。脳実質というと脳そのものというように考えていいかと思います。

1-10 脳の代謝

　脳は他臓器と同様、血液を介してモノの出し入れをしていますが、脳の血管はアストロサイトが形成する特殊な構造（1-11）に覆われており、他の臓器ほど物質のやりとりが単純ではありません（容易に入れない物質が多い）。ここでは脳のエネルギー代謝にかかわる物質に注目してみましょう。

● 脂質

　脳には脂質がたくさんあるものの、いわゆる"体脂肪"としてエネルギー源になるトリグリセリドを貯蔵する脂肪組織は存在しません（ほとんどの脂質はミエリン鞘形成にかかわっています）。

● 炭水化物

　グリコーゲンの貯蔵量は限られているにもかかわらず、脳組織でのエネルギーの使用量は大きいです。したがって栄養源としてグルコースへの依存度が高いのが特徴です。また、グルコースは神経伝達物質の産生にも使われます。アミノ酸も神経伝達物質に必要です（詳しいことは Chapter 7 で）。

　したがって、体が飢餓状態になると、脳のエネルギーを確保するためさまざまな臓器を含む体全体の代謝の変化が起こります。

①グルコースの血中濃度を上げます。

②グルコースだけでなく脂質を使ってアセチル CoA をつくり、そこからケトン体をつくります。ケトン体は TCA サイクルに入ってエネルギーを産生することができます。それを脳が利用するようになります。

③アミノ酸を利用してグルコースをつくります。

→ 代謝の臓器相関

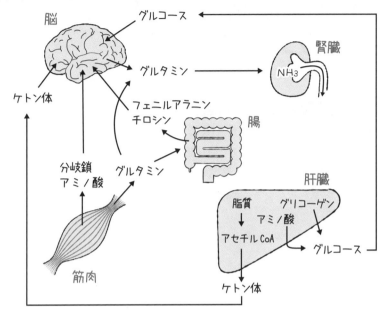

脳
グルコース
腎臓
グルタミン
NH₃
ケトン体
フェニルアラニン
チロシン
腸
分岐鎖
アミノ酸
グルタミン
肝臓
脂質 グリコーゲン
アミノ酸
アセチルCoA
グルコース
筋肉
ケトン体

ケトン体とは

アセト酢酸、3-ヒドロキシ酪酸、アセトンの総称でアセチルCoAから産生されます。

1-11 血液脳関門（BBB）と トランスポーター

血液脳関門（BBB：Blood-Brain Barrier)とは

　脳の血管で関所のような役目を果たしてモノの出入りを制限する構造です。制限するだけでなく、脳に必要な物質は血液から取り込むため、血液脳関門（BBB）にはさまざまなトランスポーター（特定の物質専用の出入り口のようなタンパク質）があって、膜を通しての物質の行き来を支えています。

● **グルコース**

　グルコーストランスポーターにより運ばれます。

● **アミノ酸**

　アミノ酸はそれぞれに特異的なトランスポーターにより運ばれます。

● **脂肪酸**

　長鎖脂肪酸（ミエリン鞘をつくるようなもの）は血液脳関内（BBB）を通れません。中鎖脂肪酸は通れます。

➡ 血液脳関門 (BBB)

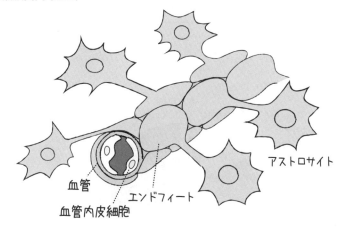

アストロサイト
血管
エンドフィート
血管内皮細胞

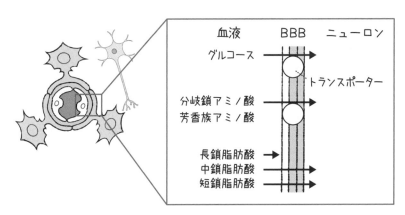

血液　　BBB　　ニューロン
グルコース　　　　　　　　トランスポーター
分岐鎖アミノ酸
芳香族アミノ酸
長鎖脂肪酸
中鎖脂肪酸
短鎖脂肪酸

　フェニルケトン尿症という先天代謝異常症ではフェニルアラニンを分解することができず、血中に大量に存在するフェニルアラニンで血液脳関門 (BBB) のアミノ酸トランスポーターが渋滞してしまうことによって、他の重要なアミノ酸が脳内に入ることができなくなり、さまざまな神経症状が出るのではと言われています。また、フェニルアラニンからアミノ基を外してできるケトン体は脳浮腫も起こします。フェニルケトン尿症は、フェニルアラニンの摂取を防ぐことで、ある程度神経症状を減らすことができるので、新生児マススクリーニングの対象となります。

Column

ミエリン鞘の脂質はどこからくるか？

ミエリン鞘の脂質成分は以下のようになっています（数字は総脂質に対する%）。

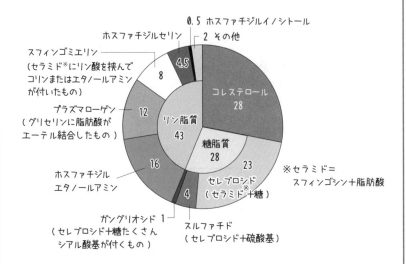

ミエリン鞘に含まれる脂肪酸の組成としては、以下が主なものになります。

パルミチン酸 C16：0
ステアリン酸 C18：0
オレイン酸 C18：1

このようにミエリン鞘には長鎖脂肪酸（Cが12個以上）が含まれますが、長鎖脂肪酸は血液脳関門（BBB）を通ることができないとするならば、ミエリン鞘の脂質はどこから来るのでしょうか。アセチルCoAから来るアセチル基で脂肪酸を合成するしかありません。ただこの場合、不飽和脂肪酸を合成することはできませんので、それは外から何らかの形でとり入れた中鎖脂肪酸を使って合成するしかありません。

それではそのアセチルCoAはどこからくるでしょうか。これはアスパラギン酸ではないかと考えられています。アスパラギン酸とそれから合成される

30

Ｎアセチルアスパラギン酸（NAA）がニューロンでつくられ、それがオリゴデンドロサイトに送られ、それをもとに脂肪酸が合成され、それが脂質になるという経路が考えられています。

NAAはニューロンの活動の指標として脳機能画像にも用いられています。

NAAがオリゴデンドロサイトで分解されずにたまると、オリゴデンドロサイトの変性が起こります。これはカナバン病という遺伝性の疾患でNAAを分解する酵素の異常で起こります（主にユダヤ人）。

また、副腎白質ジストロフィーという病気があります。これは極長鎖（C22以上）の脂肪酸が分解できずオリゴデンドロサイトなどの異常をきたし、脱髄および神経変性を引き起こすもので、ペルオキシソームにある脂肪酸分解酵素が欠損している伴性劣性遺伝病です。青年期に発症する場合が多く、非常に悲惨な結末となります。

脂肪酸1つとってもその代謝と合成は非常に大事だということがおわかりいただけるでしょうか。

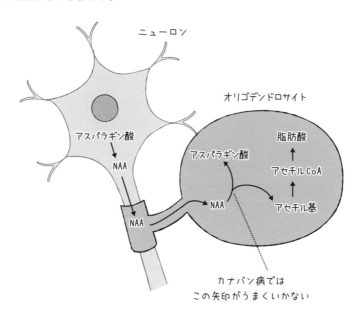

その他にも代謝の異常で脳に異常をきたす物質がいくつも知られています。アンモニア、分岐鎖アミノ酸、ビリルビン、銅、鉛、鉄などです。

Chapter 2

神経生理学

Chapter 1でみたように、ニューロンは入力してきた情報を処理して出力として出すことが基本です。樹状突起から細胞体を経て軸索のうえを情報が伝わることを神経伝導とよびます。その情報がシナプスで次の神経細胞に伝えられることをシナプス伝達あるいは神経伝達とよびます。

Chapter 2では神経伝導とシナプスでの神経伝達のメカニズムをざっとみてみましょう。伝導は電気信号による現象なので、難しいと思う人が多いようです。そこでこの本では物理の苦手な人（著者を含む）のために公式などには触れないでやってみます。

2-1 ニューロンと電気信号

　金属線に電気刺激を加えると電子が動き、電気信号が伝わります。実は、ニューロンの伝導で伝わっている情報も電気信号です。

⮕ **金属線のうえを電気信号が伝わる**

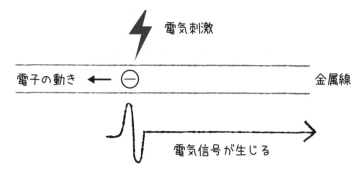

⮕ **軸索のうえを電気信号が伝わる**

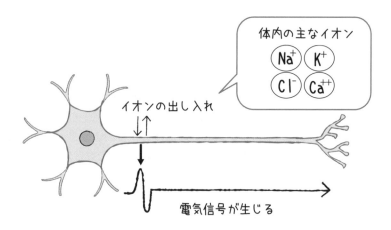

しかしニューロンでは金属線の場合のように電子が動くわけではありません。なぜなら、細胞膜はリン脂質からなり、それ自体は電流を通しにくくなっていますので。

　ではなぜ軸索のうえを電気信号が伝わるのでしょうか？　細胞内にはイオンがあり、膜をはさんで濃度差を形成しています。イオンは電気的にプラスまたはマイナスにかたよっていますので、この状態でイオンが膜の内外を出入りすることで局所の電位（水が流れる時の"高さ"にあたるもので単位はV）が変わります。この電位の変化が電気信号のモトとなります（電気は電位の高いところから低いところへ流れる）。

　ただし、膜でのイオンの出し入れによる変化が伝わるには、変化する場所が時間とともに軸索上を移動していかなくてはいけません。この仕組みを支えているのが、膜に存在する電位依存性チャネルと呼ばれるタンパク質たちで、そのようなチャネルをもつ膜を興奮性膜と呼びます（2-2で解説）。

2-2 興奮性膜とチャネル

　細胞は、Na$^+$-K$^+$ポンプでエネルギーを使ってNa$^+$（ナトリウム）を細胞外に出し、K$^+$（カリウム）を中に入れます。この他にもさまざまなチャネルを通じてイオンが動く結果、Na$^+$とK$^+$とで細胞内外で濃度勾配がつくられ、あるところで電位が平衡に達します。この結果、細胞内が大体−90 mV（細胞外とくらべてプラスが少ない）になります。

■静止電位とは■　細胞内が−90mVでイオン出入りが平衡に達した状態を静止膜電位（静止電位）とよびます。

→ 細胞外の Na$^+$が高く、細胞内の K$^+$が高い平衡状態

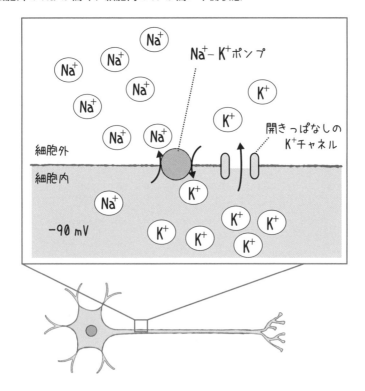

ニューロンにはこれらのポンプやチャネルと別に、電位に応じて開いたり閉じたりするチャネル（電位依存性チャネル）があり、その開き方閉じ方に時間的な性質の差があるのがミソです（これによってイオンの出入りのしかたが変わることをそのイオンに対する「膜コンダクタンス」の変化として捉えるというのが、チャネル分子の正体がはっきりしていなかった頃からの考え方です。今でも教科書ではそのように説明されていて、この場合、どういうチャネルがその細胞に発現しているかで膜コンダクタンスの変化のしかたが変わります。が、ここではすべて省いてコンダクタンスという言葉も使わずにいきます）。

　電位依存性のチャネルはざっくりいうと次の2つになります。

① Na$^+$チャネル：ある電位ですばやく開き、ある電位ですばやく閉じる

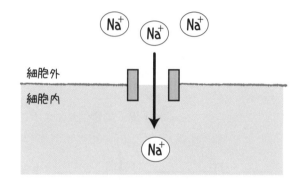

② K$^+$チャネル：ある電位で開き、その後ある電位でだらだらと閉じる

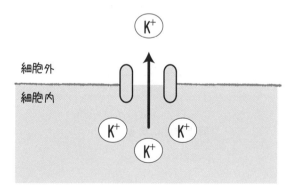

この他にもいろいろなものがありますが、とりあえずこの2つで考えてみましょう。

➔ チャネルの開閉の時間による変化

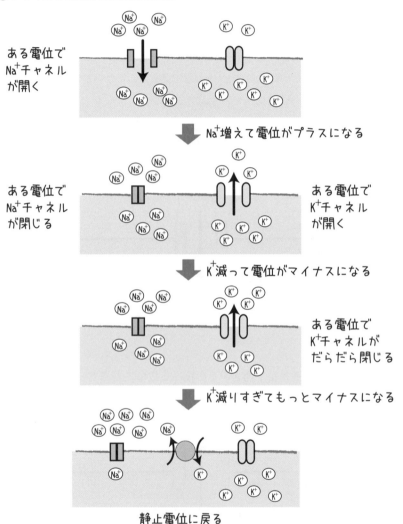

ある電位で
Na⁺チャネル
が開く

Na⁺増えて電位がプラスになる

ある電位で
Na⁺チャネル
が閉じる

ある電位で
K⁺チャネル
が開く

K⁺減って電位がマイナスになる

ある電位で
K⁺チャネルが
だらだら閉じる

K⁺減りすぎてもっとマイナスになる

静止電位に戻る

ある電位に達したときに Na$^+$ チャネルが開くと、膜を挟んだ Na$^+$ の濃度勾配を駆動力として、細胞内に Na$^+$ が入り込み膜電位が変化します。膜電位はある電位に達すると今度はチャネルが閉じ Na$^+$ の移動は止まります。

　その過程で、ある電位で K$^+$ チャネルが開き、K$^+$ が細胞外にやはり濃度勾配で移動し、それにより膜電位が変化します。膜電位がある電位に達すると K$^+$ チャネルはだらだらと閉まりはじめます。だらだらしまることによって、K$^+$ の流出が持続して、膜の電位がマイナスに行きすぎたりします。そしてポンプや他のチャネルのおかげで、その膜局所での膜をはさんでのイオンの濃度勾配がもとに戻り、最終的には静止電位に戻ります。

　静止電位に対し活動電位という言葉があります。

活動電位とは

　電位依存性のチャネルで局所的に一過性に変化する膜電位のことです。

　これはある電位に膜電位が達すれば自動的に起こる「全か無か」(起こるか起こらないかの 2 択で、「中途半端に起こる」のようなことがない)の事象で、発生すると止めることはできません。逆にいうとある電位に達しない限り活動電位は発生しません。電位変化→チャネル開閉→電位変化→…となると「最初の電位変化はどうやって起こるのか?」を疑問に思う方もいるでしょう。これについては 2-4 で説明します。

　くり返しますが、どういうチャネルが発現されているかでその膜の電気的な反応性が決まります。これが活動電位の形が細胞ごとに少しずつ異なる理由です。なお、ニューロンで活動電位が生じることを「発火する」と呼ぶことがあります。

巨大ヤリイカと生命の根源

活動電位の発生のメカニズムを、チャネルというものが分子的に証明されていない時代に物理学的計測と数学で提唱したのがアラン・ホジキン（1914-1998）とアンドリュー・ハクスレー（1917-2012）です。彼らの共同研究による仕事は第2次世界大戦をはさんで継続され、結果は1952年に発表されました。彼らの研究には巨大ヤリイカが使われていました。神経の軸索が非常に巨大でガラス電極が刺しやすく電気生理学的研究に有用だったからです。米国のウッズホール海洋研究所はこの巨大ヤリイカを研究に供給できる研究所で、今も生理学者が夏に避暑をかねて滞在し研究できるシステムがあります（GFPでノーベル賞をとられた下村脩先生もいらっしゃったところです）。

さて、それではなぜ、そもそも膜をはさんでイオン濃度勾配がつくられているのでしょうか。「イオン濃度が膜をはさんで異なるというのが生命の根源」だと言う説があります。私たち生物が生きるために必要なエネルギーであるATPを合成するのには、プロトン（H^+）の濃度勾配が必要です。その濃度勾配をつくることが生命の根源だと言うわけです。プロトンの輸送に使われていた分子が形を変えることにより、今のようなNa^+-K^+ポンプができ、それによって膜をはさんで濃度勾配がつくられる。その濃度勾配を駆動力として活動電位が発生する…。

進化は予測できませんし、証明もできませんが、そのように考えるとわかりにくい活動電位のメカニズムも少しは興味をもって理解してやろうと思えるのではないでしょうか。

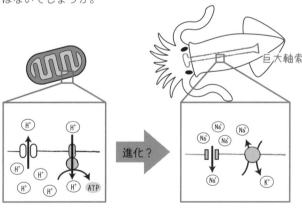

2-3 活動電位の伝導

● **活動電位の伝導とは？**

　活動電位が細胞膜のチャネルの開閉で生じることはわかりました。では、どのように軸索のうえを伝わるのでしょうか？

　軸索が金属線だと考えてみましょう。あるところで活動電位が生じたとします。この電気信号が周囲に伝わると、電気抵抗と電気容量の影響で時間と距離にしたがって信号は減衰してしまいます。つまり、軸索が金属線だったら局所で発生した活動電位は長い距離にわたって伝わることができません。

➡ **金属線のような軸索を活動電位が伝わる場合は減衰してしまう**

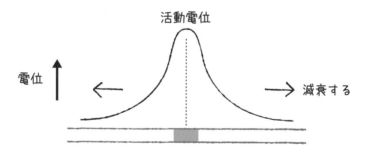

　しかしながら軸索は金属線とは異なり、その全長にわたって電位依存性のチャネルが存在しています。したがって、局所で発生した活動電位は近傍の膜の膜電位を変化させ、その部位での電位依存性のチャネルを開けることができ、その結果、活動電位が生じます。これがさらにその近傍に、またその近傍に…というように活性化が連続して部位をずらしながら起こっていくことが、ニューロンの軸索に沿っての伝導なのです。

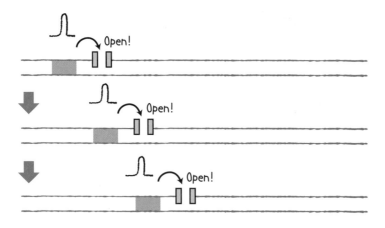

　軸索の伝導のスピードは秒速2m以下くらいですが、太い軸索ほど速いことが知られています。活動電位は膜上のチャネルによって生じますが、脂質でできている膜自体に電気は流れません。電気が流れるのは軸索のなか（細胞質）なので、太いほど速く進めるというわけです。

● **なぜ両方向性に伝わらないのか？**

　活動電位はイオンの動きで生じます。イオンの動きに決まった向きはないので、本来であれば局所で生じた活動電位は、両隣のチャネルを開けるはずです。ではなぜ両方向性に活動電位は伝わらないかということですが、それはチャネルに不応期という性質があるからです。

不応期とは

　いったん開いて閉じたチャネルが、再び電位変化に応じうる形に戻るのに時間がかかる性質です。

　そのため活動電位が生じた部位では、ある程度時間を置かないと次の活動電位が生じません。したがって活動電位は一方向性に進むのです。

● 活動電位が軸索のうえを一方向性に伝導していく

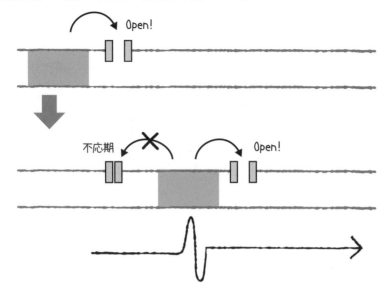

インターネットと同じで、情報の伝わるスピードは速いにこしたことはありません。伝導は軸索の直径を大きくすればするほど早くはなりますが、大きくするのには限界がありますし効率が悪いので、私たち生物は進化の過程で別のスピードアップを編み出しました。それはミエリン鞘で軸索の周りを絶縁して、活動電位の発生に関与するチャネルをミエリン鞘に囲まれない「ノード（あるいはランヴィエ絞輪）」とよばれる特定の部位に集中させることです。軸索はノードでだけ外界とイオンのやりとりができることになります。このため、あるノードで生じた活動電位は次のノードで活動電位を生じさせます。つまり、活動電位は軸索上を連続にではなく、とびとびに生じることになり、これを跳躍伝導とよびます。跳躍伝導により、伝導は秒速120 m くらいまで速くなります。

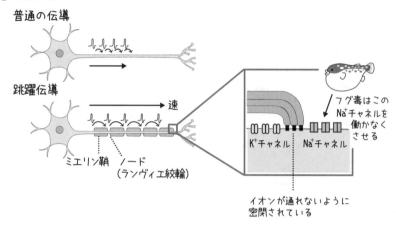

● 跳躍伝導とノード

普通の伝導

跳躍伝導　　　　　　　速

ミエリン鞘　ノード
（ランヴィエ絞輪）

フグ毒はこの
Na⁺チャネルを
働かなく
させる

K⁺チャネル　Na⁺チャネル

イオンが通れないように
密閉されている

　ミエリン鞘はヤツメウナギには存在しませんが、軟骨魚（サメ）や硬骨魚にはすでに存在します。体が大きくなるにしたがってミエリン鞘による伝導速度の増加が起こったと言うことなのでしょうか。興味深いものがあります。

　ミエリン鞘をつくる細胞は中枢ではオリゴデンドロサイトで、末梢ではシュワン細胞です（4-6）。

Column

毒と脳神経科学研究

フグ毒のテトロドトキシン（TTX：tetrodotoxin）は超微量で Na⁺ チャネルをブロックし、また貝毒で知られるテトラエチルアンモニウム（TEA：tetraethylammonium）は K⁺ チャネルをブロックします。こういった薬物を活動電位の記録に使用することによって、ホジキンとハクスレー（p.40 参照）は活動電位の発生にかかわるチャネルの存在を証明していきました。

同様に、イオンチャネルの構造を分子生物学的に明らかにすることに多大な貢献をした沼正作（1929-1992）のグループは、ニコチン性アセチルコリンレセプターに不可逆的に結合するαブンガロトキシンというヘビの毒素を使って、このチャネルの構造を決定しました。

2-4 シナプス伝達

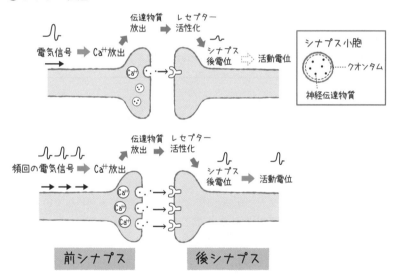

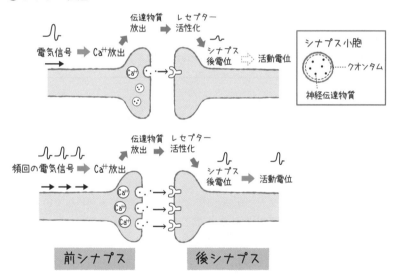

軸索を伝導した活動電位がシナプスに到達します。そこから先はどうなるのでしょうか？ そこでは情報の「伝達」が生じます。

神経活動のかなりのものは化学シナプスを介するので、ここでは化学シナプスについて考慮します。1-6 の表を見てください。なぜ化学シナプスはシナプス遅延があり、伝達方向が一方向なのか、その理由はシナプス伝達のしくみそのものになります。

➡ シナプス伝達

活動電位が軸索末端にくると前シナプス側で細胞内の Ca^{++} の上昇が起こります。

活動電位そのものに強弱はありませんが、それがある時間内にどれくらいの数が神経末端に到達するかで、シナプス前膜内で放出される Ca^{++} の量が変わります。

シナプス小胞に含まれる神経伝達物質の量（クオンタム）は大体一定で、Ca^{++}量に依存してシナプス前膜にドッキングするシナプス小胞の数が決まり、放出される伝達物質の総量（クオンタム数）が決まります（教科書ではクオンタンタムに合わせてポワソン分布とか難しい単語が出てくる部分ですが、無視しましょう）。

　後シナプス側では、放出された伝達物質の量で活性化されるレセプター／チャネルの量が決まります。活性化されたレセプター／チャネルによってイオンの流入が起こり、その量に応じて膜電位が変化します。これをシナプス後電位とよびます。あるニューロンがもつそれぞれのシナプスで、こういったシナプス後電位が生じ、その総和の結果、ニューロンの軸索上で活動電位が発生し次のニューロンへ情報が伝えられるかどうかが決まります。

　したがって、軸索では全か無かのデジタル信号を使いながらも、シナプスのところで量的な変化に対応するアナログ信号に変換されると言えます。

カルシウムのわけがない！

「シナプス前膜でのシナプス小胞の分泌に効いているものは何か？」がまだわかっていなかった頃、最初は Ca^{++} ではないという意見が主流だったようです。そのなかで「Ca^{++} に違いない！」と主張した研究者達（例えばロドルホ・リナス、先の巨大ヤリイカを使って証明した）は、その分野の大御所連中から「お前はクレイジーだ」と言われたという話を聞いたことがあります。その理由は Ca^{++} による電流が記録しにくかったせいだとも言われています。日本人でも何人かの生理学者が Ca^{++} だといってやはりバッシングにあったそうです。

シナプス小胞がシナプス前膜にドッキングして、そこから神経伝達物質が放出される分子メカニズムの解明の功績により、トム・スドホフが2013年にノーベル生理学・医学賞を受賞しています。彼もシナプス前膜の分子に特異的に結合するヘビの毒素などを使って、さまざまな研究をしてきました。

シナプス小胞の放出に関与する分子に効く薬物としては、例えばボツリヌス毒素があります。シナプス伝達を止める＝神経毒として呼吸筋のマヒを引き起こすため、食中毒で死亡事故を起こすこともあるわけです。

2-5 シナプス後電位

シナプス後電位には興奮性のものと抑制性のものがあります。

興奮性とは シナプス後電位を上昇させ、ニューロンで活動電位を生じ
やすくする（情報を伝える）。

抑制性とは シナプス後電位を下降させ、ニューロンで活動電位が生じ
にくくする（情報をストップする）。

シナプス後電位を発生させるメカニズムは大きく分けて2通りあり、それ
により興奮性か抑制性かが決まります。

①プラスイオンチャネルによるプラスイオンの流入：

プラスイオンが細胞内に入るので膜電位が上がり、興奮性となります。

② Cl^- チャネルによる Cl^- の流入：

マイナスイオンが細胞内に入るので膜電位が下がり、抑制性となります。

大脳皮質のニューロンがだいたい20億個、トータルのシナプスの数は2
兆個と推定されています。20億個のニューロンのうち興奮性細胞が16億、
抑制性細胞が4億個くらいと考えられていますが、2兆個のシナプスのうち
のどれくらいが興奮性でどれくらいが抑制性かはわかりません。

● **興奮性シナプス**

伝達物質としてグルタミン酸などが使われ、そのレセプターはプラスイオ
ンチャネルです。

● **抑制性シナプス**

抑制性シナプスでは伝達物質として GABA やグリシンが使われ、そのレ
セプターは Cl^- チャネルです。

シナプス後電位を小さくすることによってシナプス伝達を抑制するしくみ
は「後シナプス抑制」と言います。

前シナプスの電位を下げ、活動電位の伝導により放出される Ca^{++} の量を
減らすことで、分泌されるシナプス小胞の数を減らす、「前シナプス抑制」
についてもついでに知っておきましょう。

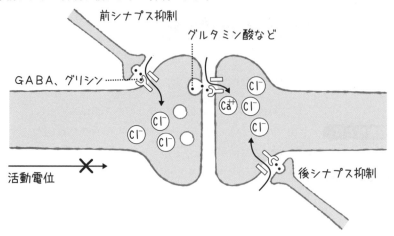

→前シナプス抑制、後シナプス抑制のシナプス

前シナプス抑制

グルタミン酸など

GABA、グリシン

CI⁻

Ca⁺

活動電位

後シナプス抑制

　以上で化学シナプスのメカニズムの説明は終わりですが、1-5 の表にあった化学シナプスの特徴を説明できますか？

シナプス遅延が出るのは？：

　Ca^{++}が流れ込み、小胞から神経伝達物質が放出されて、シナプス後電位が発生するまでに時間がかかるからです。

伝達方向が一方向なのは？：

　シナプス前膜とシナプス後膜の構造が異なるので、前から後ろにしかシグナルが伝わらないからです。

● 信号のコンバージュとダイバージュ

さて、それぞれのシナプスでシナプス後電位が発生しそれが細胞内でコンバージュ（統合）することで細胞の電位が決まり、活動性が決定されます。これにより、軸索の根元にあるイニシャルセグメントという場所での活動電位の発生が左右されることになります。

➡ 細胞内でのコンバージュとダイバージュ

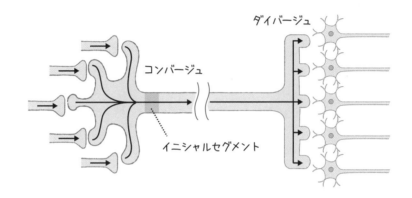

一方で、活動電位が生じると、それが次につながるさまざまなニューロンを活性化しえます。したがって細胞内でコンバージュした信号がダイバージュ（分散）する可能性がここでつくられます。

ニューロンが電気生理学的にしていることは、さまざまな細胞からの信号を統合して、ある時間内に同時に来た興奮性の信号がある程度の大きさである場合に、軸索で活動電位を発生して、次の細胞に信号を伝達するということです。たったこれだけ。これがどのようにして私たちの高次機能につながるのか。その鍵は細胞内での統合と回路／ネットワークによる統合のところにあるはずです。

脳波について

脳波は、ヒトの主に大脳皮質の錐体細胞のシナプス後電位の集合電位を頭皮上から観察しているもので、ハンス・ベルガーによって報告されました。1つの電極が拾っているのは数千〜数万のニューロンの表層近くにある樹状突起のシナプス後電位の統合の結果と考えられ、それがある程度同期しているため電気信号として記録できるのです。脳波は睡眠時と覚醒時で大きな周期が異なり、睡眠の研究に使われています。また、てんかん時の異常電気信号も拾うことができます。

アルファ波（8〜12 Hz）、デルタ波（1〜3 Hz）、シータ波（4〜7 Hz）、ベータ波（13〜24 Hz）、ガンマ波（25 Hz〜）とよばれるいくつかの周波数帯域での振動活動が観察されますが、一般に健常者では、安静・閉眼・覚醒状態では後頭部を中心にアルファ波が多く出現します。睡眠の深さは脳波の周波数にもとづいて分類されています。

➡ 睡眠段階

ステージ W（覚醒）	アルファ波
ステージ 1	アルファ波の減少、瘤波（hump）と呼ばれる特徴的な波形の出現
ステージ 2	睡眠紡錘波（Spindle）、K 複合波の出現
ステージ 3	デルタ波（20〜50％）の出現
ステージ 4	デルタ波（50％以上）の出現
夢	―

2-6 神経調節とレセプター

さて、シナプスにおける伝達は1：1ですが、これを1：複数で調節するメカニズムがあります。

シナプス伝達はチャネルによるものだと説明しました。チャネルは「レセプター」とよばれるタンパク質の一種です。

レセプターとは

他の細胞が出す情報伝達物質を受け取り、細胞に変化を引き起こすタンパク質がレセプターです（7-3で解説）。

レセプターには「チャネル」の他に、シナプス近傍あるいは細胞体に存在して、その近傍のチャネルの開け閉めによる活動性の変化を調節する「Gタンパク質共役型」という種類があります。Gタンパク質共役型レセプターによる調節を神経調節（ニューロモデュレーション）とよびます。

→ チャネル型のレセプターとGタンパク質共役型のレセプター

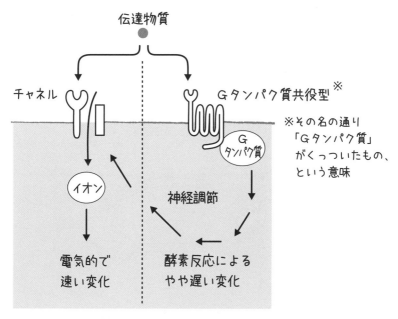

古典的な神経伝達物質とよばれるものは、実は神経調節に属するものが多いことが知られています。以下のようなものがあります。

⊙ **古典的な神経伝達物質（神経調節分子）**

アドレナリン
ノルアドレナリン
ドパミン
セロトニン（5-HT）
ヒスタミン
アセチルコリン
グルタミン酸

　これらは「ボリューム伝達」により神経調節を行います。

ボリューム伝達とは

　シナプス伝達のような1：1の伝達ではなく、1：複数で活動電位の発生を調整するしくみがボリューム伝達です。

　ボリューム伝達はシナプス伝達より反応時間がやや遅いですが、反応の影響はシグナル伝達を介するため持続し、また影響を与える範囲も広くなります（Chapter 7 でまた説明します）。

⊙ **ボリューム伝達による神経調節**

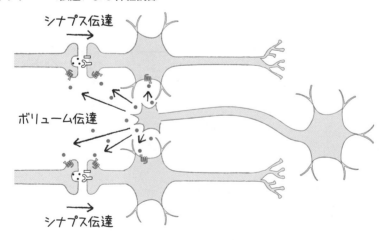

2-7 シナプス可塑性

シナプスには「可塑性」があります。

シナプス可塑性とは

シナプスが外界の刺激などに応じて機能や構造を変える性質をシナプス可塑性といいます。

これが記憶や学習など高次の神経機能の基盤となっているとされています。シナプス可塑性には短期的なものと長期的なものとあり、

短期的なもの（持続が1時間以内）：シナプスでの伝達効率の変化

長期的なもの（持続が1時間以上）：シナプスの数や形態、性質の変化

によると考えられます。では、シナプス可塑性どのようにして起こるのでしょうか？ 大ざっぱには次の図のとおりです。

→ **シナプス可塑性**

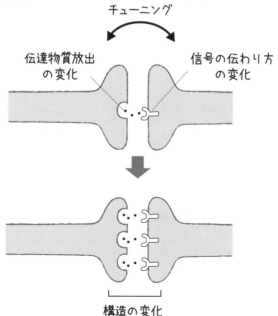

シナプス可塑性は実験的にさまざまなものが知られています。

● **長期増強 (LTP：Long-Term Potentiation)**

　海馬でよく知られている、シナプス伝達が長期に増強されるもの。実験的に海馬のニューロンを高頻度で刺激することによって観察されます。

　このメカニズムとしては、刺激をくり返すことでグルタミン酸レセプターの1つである AMPA レセプターがシナプスに挿入され、その数が増えることによると考えられています。同じくグルタミン酸レセプターの1つ NMDA レセプターがシナプスの機能には大事なのですが、このレセプターはある程度電位が上がらないと活性化されません。その電位を上げやすくするのがシナプスに増えた AMPA レセプターと考えられています。

● **長期増強 (LTP)**

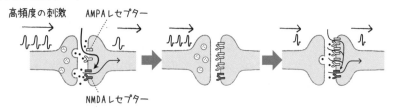

● **長期抑圧 (LTD：Long-Term Depression)**

　小脳でよく知られている、シナプス伝達が長期に抑圧される現象。実験的に海馬を低頻度で刺激することによっても再現できます。

● **長期抑制 (LTD)**

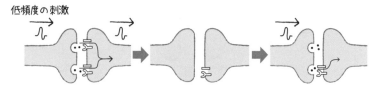

● **スパイクタイミング依存性可塑性**

　LTP や LDP のところで説明した「高頻度／低頻度の刺激」は実験室だからできることで、脳の中で本当に起こっているかは不確かなところがあります。もうすこし生理条件に近い刺激でみられる LTP や LDP がスパイクタイミング依存性可塑性です。

前シナプスを刺激した後に後シナプスを刺激すると、その時間間隔が短いほど後シナプスで発生する電流が大きくなります。それに対して、後シナプスを刺激した後に前シナプスを刺激すると、その時間間隔が短いほど後シナプスで発生する電流が小さくなります。

● **恒常的可塑性**

　シナプス伝達の効率を一定に保つためにシナプス前と後が変化する可塑性のこと。この性質が精神疾患などにも重要な役割を果たしていることが示唆されています。

❷ **恒常的可塑性**

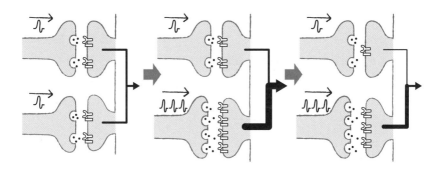

2-8 臨界期

　シナプスの可塑性には起こりやすい時期があり、その時期に外界から適度の刺激が入ることが回路の成熟に重要です。この時期を臨界期とよびます。臨界期は視覚系でよく研究されています。

　視覚情報は、目の網膜→視床にある外側膝状体（がいそくしつじょうたい）→大脳皮質の視覚野、とつながります。一次視覚野には右目からの情報を受け取るニューロンのグループと左目からの情報を受け取るニューロンのグループが交互に縞状に並んでいます。臨界期にどちらかの目からの入力をなくすと、それが入る一次視覚野の部位が小さくなり、反対側の目からの入力する部位が大きくなることが知られています。

　つまり、シナプスの成熟には神経活動に依存した可塑性が重要ということです。

➡生後２〜３週でネコの目を片方閉じると視覚野での右目と左目の入る部位の大きさが変わる

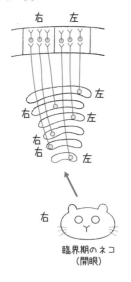

視覚野
外側膝状体

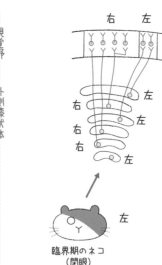

臨界期のネコ
（開眼）

臨界期のネコ
（閉眼）

2-9 筋収縮

　筋肉と神経の間のシナプスは神経 終 板（終板、神経節接合部とも言います）とよばれます（4-8）。神経からの刺激は終板を通して筋肉を収縮させるわけですが、そのメカニズムはどうなっているでしょうか。この終板での電気信号から物理運動への変換の過程を考えてみましょう。

2-9-1 骨格筋の場合

　骨格筋に運動神経から刺激が入るときは、ニューロンからアセチルコリン（ACh）が分泌され、それが筋肉上のアセチルコリンレセプターを活性化します。アセチルコリンレセプターはチャネルなので、イオンの流入により筋肉の膜電位が変化し、筋肉内の小胞体（SR）から Ca^{++} が分泌され、アクトミオシン系が活性化され筋肉が収縮します。

➡ 神経終板から筋肉の収縮まで

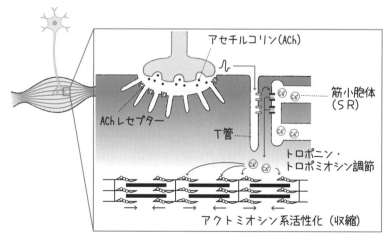

アセチルコリンによる伝達が阻害されると筋肉が動かなくなります。これは麻酔のときの筋弛緩剤、殺虫剤、あるいは殺人兵器として使用されるサリンガス（呼吸筋が麻痺し呼吸ができなくなる）の原理となります。

Column

日本人と筋研究

筋収縮がトロポニン・トロポミオシンとカルシウムで調節されているのは江橋節郎先生が明らかにされたものですが、彼が国際学会で発表したときは、その分野の人たちから笑われたというように聞いています（今はどの教科書にも載っている知見ですが）。ナトリファイバーで知られる名取礼二先生をはじめとして、日本は筋収縮の分野では世界に誇るべき研究の歴史があります。

2-9-2 平滑筋の場合

　内臓を動かす平滑筋の収縮メカニズムは骨格筋と少し異なります。終板も
みられませんが、Ca^{++} を使用するところは同じです。

　ただし、Ca^{++} は骨格筋のように SR に溜められているわけではなく、細胞
外から入って来るものと、それによって活性化された ER からリリースされ
るものを使います。

◯➡ 平滑筋の収縮

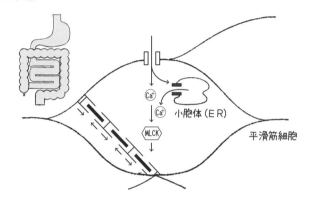

　骨格筋の場合は Ca^{++} を上げると収縮が始まり、下げると弛緩します。平
滑筋の場合は収縮の途中でリン酸化が起こりますので（図の MLCK がリン酸
化酵素です）、弛緩するには Ca^{++} を下げる以外に脱リン酸化反応が起こる必
要があり、骨格筋に比べてゆっくりとした動きとなります。

2-10 感覚受容

感覚器は、外界のさまざまな物理的刺激を受容する受容器として働き、化学反応により電気信号に変換します。それが中枢に伝えられて感覚として認知されるわけです。

➡ 感覚器の仕事

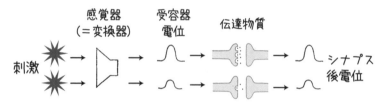

● 視覚

受容器である視細胞が光刺激を化学反応によって電気信号に変えます。信号は網膜神経節細胞に伝えられますが、網膜神経節細胞からの信号には受容野（感覚受容器が反応できる空間範囲のこと）の違いがあり、動きと形に反応するものは別々です（網膜の局所回路で情報処理がされているということ；6-5-2）。

● 聴覚

受容器である有毛細胞が機械刺激（空気の振動）を電気信号に変えます。周波数特性が蝸牛管の中の場所によって規定されています。

● 平衡覚

受容器である有毛細胞が機械刺激（動きや傾き）を電気刺激に変えます。

● 体性感覚（機械刺激）

機械受容器は刺激の強さや加速度などに反応しますが、受容野の大きさや反応性の速度の違いのあるさまざまな機械受容細胞があります。

● 体性感覚（温度）

温度受容器は温度変化に応じて発火頻度を変える受容器ですが、TRPチ

ャネルとよばれるチャネルによると考えられています。温点（自分より温度の高いものを感じる）と冷点（同じく温度の低いものを感じる）があるとされています。

● 体性感覚（侵害）

TRP チャネルは痛みを伝えることにも働いていて、侵害受容器という名も付いています。組織を刺激、破壊する信号を受容するものという意味で、さまざまな刺激に反応するとされています（ポリモダル受容器という名前も付いています）。

● 体性感覚（化学物質）

化学受容器とは化学物質に反応する受容器で、体内の CO_2 や pH をモニターするものなどがあります。以下の嗅覚や味覚の受容器も化学受容器です。

● 嗅覚

匂い分子に特異性をもつレセプターをもつ鼻粘膜上皮細胞が受容器です。同じ匂いレセプターを発現する細胞が複数あっても、それらの細胞からの情報は同じ脳領域に集約します。匂いレセプターは、ヒトでは約 400 個あると言われています。

● 味覚

味蕾の味細胞が受容器です。甘味、酸味、塩味、苦味、うま味のいずれかのレセプターをもつ味細胞は舌上に散在しています。同じ味覚情報は同じ脳領域に集約します。

感覚情報の処理

感覚の基本は、まず要素に分解され、そ
れぞれに反応する受容器があり、刺激が
別々に中枢まで伝えらえることです。そ
の感覚の統合はかなり高次のレベルでさ
れます。情報の場所の違いはそのまま高
次まで伝えられ、そこにマップが形成さ
れていると考えられます。

視覚を例にとって考えてみましょう。視
覚では色、形、動きがそれぞれ別の経路
で一次視覚野の異なった領域に投射され、
それがまた別々に二次視覚野の異なった
領域に投射され、さらに高次の領域に別々
に投射されます（「どこだ情報」と「なんだ
情報」）。それがさらに他の感覚と統合され、
最終的に脳内のどこかに、自分を中心と

→ カハールの描いた視覚

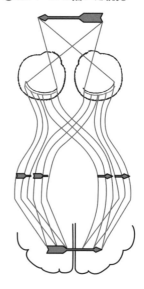

した「外界」が形成されると考えられます。この図はカハールが視覚情報の
伝わり方を描いたものですが、視野の中にある矢を見た場合、矢がその位置
情報を保ったまま、脳のなかで「見ている」感じがわかるかと思います。脳
内に形成されている自分の周りの空間に対して（体性感覚にもとづいて）自分
と自分以外のモノが比較され、位置付けられるはずです。

このように視覚の場合、視野内の位置情報がそのまま保持され中枢にまで
伝えられないといけないことになり、中枢ではその位置情報を保持したマッ
プがそれぞれ形成され、位置情報が処理されていると考えられています。上
丘、外側膝状体（視床）、大脳皮質、それぞれにこういったマップがあるよ
うです（**6-5-2**）。

神経発生学

ここまで説明してきたような特徴をもつニューロンがつながり、回路となって、私たちの神経系はできあがります。「どのように神経系はできあがるか」（＝神経発生）を知っていると多くの人が苦手意識をもつ神経解剖もわかりやすくなるので、ここでは神経（特に中枢神経系）の発生についてざっと勉強しましょう。ただし、嫌になったら3-1-4の図以外はとばしてもかまいません。

3-1 中枢神経系の発生

3-1-1 胚の中に神経系になる領域(外胚葉)ができる

　受精卵が分裂してたくさんの細胞になります。それが外胚葉、中胚葉、内胚葉の３つの部位に分かれます。外胚葉は神経系と表皮になり、内胚葉は消化管になり、中胚葉は筋肉や腎臓などになります。

3-1-2 まず管(神経管)ができる

　外胚葉の上側が板になり、落ち込んで管になります。これを神経管とよびます。神経管の中には空洞があり、中心管とよびますが、脳の部位によって大きなところは脳室とよばれます(3-1-5でまた説明しますが、両側の大脳皮質のところにあるのが側脳室、間脳のところで視床、視床下部で挟まれたところは第３脳室、中脳のところは中脳水道とよばれ、その下の橋と小脳で挟まれた空間を第４脳室とよびます)。空洞(脳室)に面している部分はもともと上皮の頭頂側ということを頭の隅にとめておいてください。

⦿ 神経管と神経堤細胞

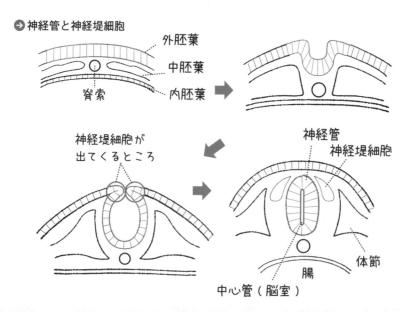

　ここで2つの構造物にも注意してください。1つは神経管の背側の部分から遊離して出て来る細胞集団で、神経堤細胞とよばれるものです。神経堤細胞は発生の過程でダイナミックに動き回りながら、さまざまな細胞に変化します（5-6-1）。もう1つは神経管を両脇から挟むようにある中胚葉からできる体節とよばれる構造です（これが筋肉をつくります）。この体節と神経管の関係を理解してください。

3-1-3 くり返し構造ができる（A-P パターン形成）

　体には分節と言うくり返し構造があります。それぞれの分節は体の前（Anterior）と後（Posterior）に沿って、「前は頭になる」のような位置情報が付加されます（これをA-P パターン形成と言います）。

➔ **前後軸（A-P パターン）**

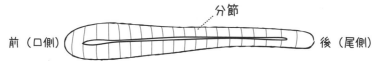

　それぞれのくり返し構造には、神経管の輪切りとそれを挟む中胚葉からできる体節があります。つまり、神経管はその横の体節からできる筋肉を支配することになります。この関係はこの後、筋肉や神経が位置を変えても変わりません。筋肉は同じ輪切りに属する神経から支配されるわけです。

実はわかっていない「頭部」

体は分節（somite）というくり返し構造からなります。が、一番前の頭部のところは他の部位とは異なり、この部分のパターン形成がどうなっているかは比較解剖学、発生学の永遠の謎の1つです。これを分節の一部と考えるか、まったく別と考えるか。このあたりに興味を持った方は倉谷滋先生の本〔『分節幻想』（工作舎）、『新版動物進化形態学』（東京大学出版会）など〕を読まれるといいと思います。頭部の起源についてはゲーテやバルフォーなど、さまざまな方々がさまざまな説を出しておられます（倉谷先生のウェブサイトも参照のこと）。

3-1-4 背側と腹側で違いができてくる（D-V パターン形成）

　それぞれの分節で背側（Ḋorsal）と腹側（V̇entral）と細胞に違いが生じます（D-V パターン形成と言います）。

→ 背腹軸（D-V パターン）

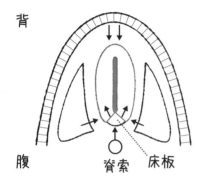

　神経管も次のようにパターン形成されます。

背側：感覚にかかわる細胞となります。
中間：内臓性／その両外側は体性という配置です。
腹側：運動にかかわる細胞となります。
脊索とそれによって誘導されるもの（神経管の腹側部で床板とよびます）、背側の表皮や中胚葉がこのパターン形成を誘導します。

　この配置は前後軸で変わりません。が、発生が進むと次のように場所によって発達する部位が異なります。

→ 中核神経の D-V パターン形成

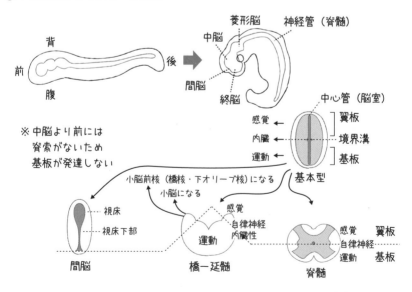

基本型は背中側を翼板、腹側を基板とよび、その境が境界溝とよばれます。

脊髄では基本型が残っていて、背側が感覚、腹側が運動、それに挟まれた部分が内臓性の自律神経系に関係します。

延髄から橋にかけては脊髄の背中側から両側に向かって開いた形になっていて、感覚は外側に運動は内側に位置するようになります。その背側から分化するのが小脳とそれに付随する小脳前核（橋核・下オリーブ核など）となります。

中脳では翼板の部分が上丘、下丘に、基板の部分が被蓋になりますが、その腹側にさらに大脳脚とよばれる大脳につながる経路が発達するので少し形が変わって見えます。

さらに前の間脳に行くと、中脳より前には脊索がありませんので、それで誘導される構造物（基板と床板）が発達しません（つまり運動神経がない）。ですが、視床下部は内臓に関係し、その上にある視床は感覚に関係すると考えると、基本型の続きと考えられないこともありません。

Column

性差

脳には性差があります。これは男性ホルモン、女性ホルモンやその受容体の発現の違いも関与していると考えられています。性差は発達でも見られ、男の方が女よりも前頭前野の成熟は遅いです。男と女で自閉症の症状も発症率も異なるのには、脳の性差も関与しているようです。

3-1-5 脳室形成

外胚葉から上皮が落ち込んで神経管を形成し、神経管から脳と脊髄ができるわけですが、2つのことに注意してください。まず、管とは言いますが、その背側で閉じて管を形成するのに前後軸で時間差があること。ファスナーを閉めるように閉まっていくわけですが、遅くまで閉じないのが前端と後端になります。また、その神経管の前方の部分が細胞増殖によって膨らみ脳胞を形成します。この脳胞が脳を形成するわけです。

脳胞が形を変えていく間、神経管の中の空間もそれに応じて形を変えていきます。が、もともと管ですから、その空間も1つながりの空間であることに変わりはありません。脊髄では中心管のままですが、それが上位に行くと小脳の腹側で第4脳室となります。ここも比較的遅くまで神経板が管を形成する際に閉じず、背側から見るとそこに菱形のオープニングがあります。そこに薄い細胞層が張ったものが第4脳室の天井になります。その表層に小脳ができるわけです。

それよりさらに上にあがり、左右の視床、視床下部に挟まれた部分が第3脳室になります。第3脳室の天井はやはり非常に薄い細胞層のみで形成されています。その表層は大脳皮質とそれをつなぐ線維（脳梁）で覆われています。

それからさらに上にあがると両側に膨らみができます。これが大脳皮質になるわけですが、側脳室は最初はただの左右の膨らみだったものが大脳皮質と基底核の発達に伴い、逆C字型に形が変わります。

第3脳室はモンロー孔を通じて側脳室に、中脳水道を通じて第4脳室につながっています。

➡ 脳室の発達の過程

背側から見た図

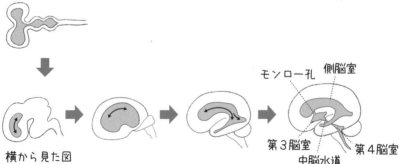

横から見た図

脳室内には液体が満たされていて、その液体を脳脊髄液（CSF：CerebroSpinal Fluid）とよびます。CSFはただそこにじっとしているわけではなく、脳室内で産生され脳室内とそれにつながる空間を循環します。CSFを産生するのは脳室内にある脈絡叢とよばれるびらびらした構造物です。これは脳を包む膜（軟膜と言う）が、脳の表層から血管を伴って脳室に落ち込んでできるものです。ですからCSFは血液から絞り出された成分と考えてもいいかもしれません。

　大脳の場合、第3脳室の天井の上に脳梁が形成されるので、大脳に囲まれた奥深くに脈絡叢が形成されているように見えて不思議に思えるかもしれませんが、第3脳室の天井の上、脳梁の下の空間は大脳横裂とよばれ、そこは大脳の外にある空間であることを理解しましょう。

➜ 脈絡叢の発生の過程

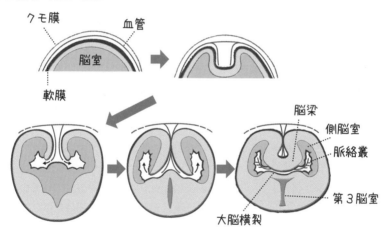

CSF と疾患

脈絡叢から側脳室内に分泌された CSF は側脳室からモンロー孔を経て第 3
脳室に、そこから中脳水道を経てさらに第 4 脳室に至り、そこに開いた穴か
ら脳の外に出て、脳を包む膜の 1 つであるクモ膜と脳の間で形成されるクモ
膜下腔を流れ、最終的には脳の表面にあるクモ膜顆粒から、硬膜静脈洞とい
う静脈（脳からの血液を回収する）の中に流れ込みます。

CSF は産生され続けるので、もしどこかでこの循環が妨げられると脳室内に
CSF がたまり、圧が上がり、脳を中から圧迫することになります。こういう
状態を水頭症とよびます。子どもの脳腫瘍で小脳の部位にできやすいものが
ありますが、これは第 4 脳室の天井を圧迫するので脳内から脳の外に CSF が
出られなくなり、水頭症を起こします。また、例えばクモ膜下出血の後など
にクモ膜顆粒から静脈内への CSF のはけが悪くなることがあります。これは
風呂の排水溝に髪の毛が詰まったような状態で、圧はそれほど上がらないの
ですが、脳を中から圧迫し、大脳皮質が薄くなってしまうことがあります。
これを正常圧水頭症とよび、お年寄りにみられます。

CSF は血管とある意味つながりがあるわけですから、感染や免疫で重要な役
割を果たします。また、近年、脳組織のリンパのような役割を果たしている
可能性も示唆されていて（Chapter 8 で解説します）、とりあえずこれくらいの
ことを理解しておくと、今後の医学・医療の学習に役立つかと思います。

3-1-6 flexture 形成

さて、神経管から脳と脊髄が形成されるわけですが、その過程で神経管の特に前部は複雑に屈曲（flexture）し最終的には現在の私たちの脳の形になります。細かいことはどうでもいいので、どう折れ曲がると今のような形になるかの大まかな感触をつかんでください。次の 3 カ所で曲がります。図の②が小脳ができるところで、最後まで菱形に開いて見える部分です。

⇒ 屈曲（flexture）

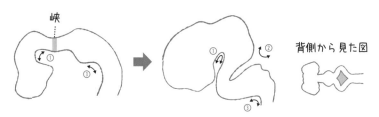

神経管は中脳のところ（①）で屈曲し、そこに神経管のパターン形成にかかわるシグナルを出している 峡 とよばれる部分があります。そのあたりでは脳神経のⅣ番の滑車神経が出てきます（滑車神経だけは他の脳神経と異なり背側から出てきます）。その屈曲する部位の少し前までは腹側に脊索があり、そこまでは運動神経核が誘導されますが、それより前の脊索のない部分には運動神経核が誘導されません。これが、中脳より前に運動神経のない理由です（脳神経のⅢ番の動眼神経が一番前に存在する運動神経となります）。

また、大脳皮質も後からできる新皮質の異常な発達によって C 字型に大きく屈曲し、もともとあった島皮質とよばれる部分を覆い隠してしまいます。この屈曲により、もともと背側にあった海馬はまず後ろに、さらに側方から前方に送られて扁桃体の側に位置するようになります。それに引っ張られる形で、左右の海馬をつなぎ乳頭体から視床につながる線維である脳弓も C 字型になります。

⇒ 大脳皮質の屈曲

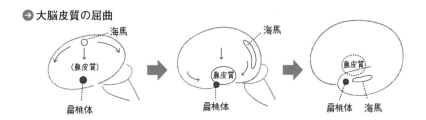

3-2 細胞の増殖・分化・移送

3-2-1 幹細胞からニューロン・グリア細胞が分化する

　形がどうできるかをまずざっと見ました。ここからは細胞のことを考えてみましょう。

　神経管は最初は一層の細胞からなりますが、やがて増殖し何層もの細胞になります。中心管あるいは脳室周囲の最内側の上皮に神経幹細胞が存在し、そこで増殖し分化します。多様なニューロンとグリア細胞はすべて神経幹細胞から分化します。時間の差、場所の差、で発現される転写調節因子の組み合わせが変わり、こういった多様な細胞が生み出されていきます。

➡ 神経幹細胞と増殖・分化

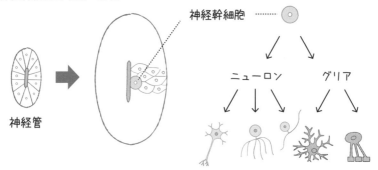

3-2-2 ニューロン・グリア細胞は働くべき場所に向かう

　神経幹細胞は増殖・分化を脳室周囲で行いますが、できた細胞はそれぞれの目的地に移動しなければなりません。通常の興奮性のニューロンは脳室周囲から垂直方向に突起を伸ばしている放射状グリア細胞という細胞に沿って表層に向かい、目的地で停止します（放射状移動）。それに対して抑制性のニューロンは脳室の底部の隆起部で発生し、そこから水平方向に移動し目的地に向かいます（水平移動）。

神経幹細胞から最後に分化するとされるグリア細胞は、どのように移動する
かよくわかっていません。神経線維の突起に沿っていくとも言われています。

⊃ ニューロンの移動

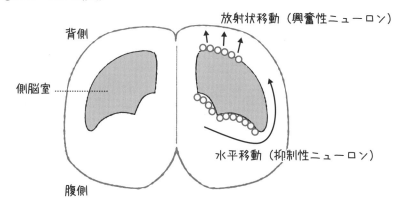

放射状移動（興奮性ニューロン）

背側

側脳室

腹側

水平移動（抑制性ニューロン）

ニューロン・エレベーター

　名古屋大学の宮田卓樹先生や慶應義塾大学の中嶋一範先生は、現在精力的に
神経発生における細胞移動のメカニズムについてさまざまな研究をされて
います。が、忘れてはいけないのは京都府立医科大学の藤田哲也先生だと思
います。藤田先生は「神経細胞のもとになる細胞が脳室周囲に存在し、そこ
でエレベーターのような動きをしながら新しい細胞を供給していく」という
仮説を世界ではじめて提唱されました。

　放射状グリア細胞に沿ったニューロンの放射状移動のアイデアを広めたの
はパスコ・ラキーシュですが、彼はその説をさらに発展させて、「大脳皮質
の神経細胞は、どこで生まれるかでどういった回路につながれるかがだいた
い決まっている」という説（プロトマップ説）を出しました。それに対して
「皮質の細胞は最初はどこでも同じで、そのつながりはどこで生まれたかで
はなく、入ってくる入力で決まる」（プロトコルテックス説）と真っ向から対
決したのが、当時まだ新進気鋭だったデニス・オリーリーです（今は転写調
節因子によって大脳の部位ごとのパターニングが決まっていると考えられていま
す）。どちらの研究室にも、日本人の研究者がたくさん留学されています。

3-2-3 層形成

　ニューロンは脳室周囲の細胞層にある神経幹細胞から分化し、そこから表層に向かいます。

　大脳皮質は6層の細胞層からなり、上から順にⅠ〜Ⅵ層と並んでいます。大脳皮質の場合、後から生まれた細胞はより表層に位置するように移送します。つまり、最初にできるのがⅥ層、次がⅤ層、Ⅳ層といった具合です。注意すべきは、後からできた細胞は自分より先に生まれた細胞がつくる層を抜けて上がらなければいけないことで、その過程には物理的な障害を乗り越えるための複雑なメカニズムが存在すると考えられます。

➡ 大脳の層形成

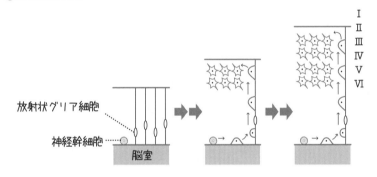

➡ 小脳の層形成

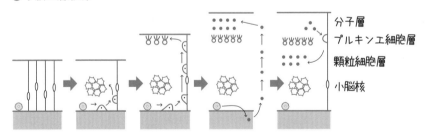

　小脳皮質は表層から分子層、プルキンエ細胞層、顆粒細胞層の3層からなり、そして白質があり、さらに小脳の奥深くに小脳核という構造があります。小脳皮質の場合、最初にまず小脳核が発生し、その後プルキンエ細胞が表層に移送します。その後生まれる顆粒細胞はそれらとは異なる移送のパターン

をとり、第4脳室の天井の菱形に開いたオープニングの頭側の縁のところから頭側にめくれ上がるように移送して、小脳の表層に細胞層をつくります。したがってプルキンエ細胞の層の上に顆粒細胞の層がまずできます。そこから今度は放射状グリアの突起に沿って深層に降りて行くように移送し、プルキンエ細胞層の下に位置するまで移送し停止して層を形成します。小脳皮質に存在する介在ニューロンはプルキンエ細胞の軸索に沿って小脳皮質に移送します。

➡ 顆粒細胞の移動

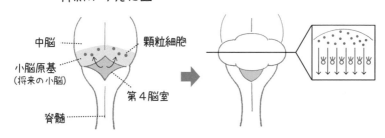

このようにしてできた層構造に、それぞれの層特異的に入力が入ります。入力は層構造の形成に伴って、特定の時期に入ってくることが知られています。そのタイミングをあわせるメカニズムもいろいろ知られています。さらに注意すべきなのは、縦方向に「カラム」とよばれる一定のつながりがあり、機能的にもつながっていることです。

3-3 ニューロンどうしのつながり

ニューロンがどのようにあるべき位置に移動するかを見てきました。次は移動したニューロンがどのようにつながり合うのかを考えてみましょう。

3-3-1 軸索伸長

自分のポジションについたニューロンはまず軸索を伸ばします。軸索は神経突起のなかの1本が伸びるもので、情報は細胞体から終末の方に伝えられます。

➡ 軸索伸長

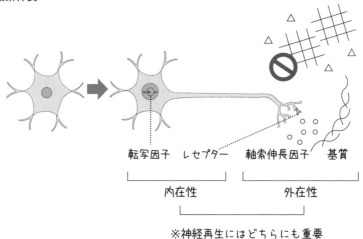

転写因子　レセプター　軸索伸長因子　基質

内在性　　　　　　　外在性

※神経再生にはどちらにも重要

軸索伸長を誘導し支えるメカニズムには大きく分けて内在性と外在性の2つがあります。

①内在性　細胞そのものにある、軸索を伸ばすために必要な因子のことで、転写因子やそれによって調節される外在性の因子に対するレセプターなどが含まれます。

②外在性 細胞に外から働きかけて軸索を延ばさせるもので、例えば軸索伸長因子（神経栄養因子など）、あるいは基質（細胞接着因子や細胞外マトリクス）などがあります。

　有効な神経再生にはこの両者が必要とされています。大人の中枢神経系が再生しないのは、この両者で何らかの阻害因子が働いているからと考えられています。

3-3-2 軸索ガイダンス

→ ガイダンスとニューロンの反応性

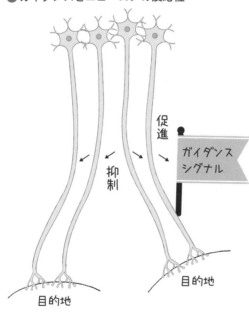

　ニューロンの軸索は、長い距離を正確に間違わずに目的地へたどり着かなくてはいけません。そのためには、経路のあちこちに軸索をガイドする目印があり、それに対応する能力によって、軸索は特異的に目的地に達することができます。ガイドするポイントにいる細胞をガイドポスト、ガイドするシグナルをガイダンスシグナルとよびます。ガイダンスシグナルには軸索伸長を促すものと抑えるものがあり、さまざまな分子が含まれます。

　例えば、ヒトの視神経は視床下部の腹側で半分交叉して半分交叉せず、視交叉を形成します。これによって、同じ視野から来る視覚情報は同じ側の脳に入力され、立体視が可能となります（2-11 のカハールの描いた視覚の図）。これは、視床下部の腹側にガイダンスシグナルが存在し、網膜のどこからきたニューロンかによって反応性が異なるため、交叉したり、交叉しなかったりすることによります。ガイダンスが正しく行われないと違うニューロンが

間違った標的を認識して、つながり間違いが起こることがあります（先天性の斜視症候群など）。

3-3-3 標的認識

　目的地にたどり着いた軸索はさらにそこで適当な標的にシナプスをつくる必要があります。その過程を標的認識とよび大きく分けて3つのルールがあります。

➡ 標的認識

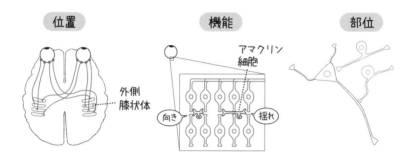

①位置情報にあわせてマップを形成する場合：

　位置情報に応じて正しい標的にシナプスを形成する必要があります。例えば網膜からの情報を伝える網膜神経節細胞は、伝える情報の内容によって外側膝状体の特定の層にシナプスを形成しますが、外側膝状体と同じ側の視野の情報の入る層と反対側の視野の入る層が異なります。また、網膜内の位置に対応して層の中の入る位置が異なります。

②細胞ごとに違う機能を担っている場合：

　当然のことながらニューロンは位置以外の情報も処理する必要があり、その機能を支える回路に到達する必要があります。例えば網膜の中には、それぞれが異なる機能をもつさまざまな種類のアマクリン細胞というニューロンの集団が存在し、その機能に応じて関係するニューロンとシナプスをつくります。

③細胞内のある特定の部位にシナプスをつくる場合：

　目的の細胞にたどり着いた軸索は、さらに細胞内の正しい部位に到達する必要があります。例えばある介在ニューロンは大脳皮質Ｖ層のニューロン（錐

体細胞）の細胞体にシナプスをつくりますが、違う介在ニューロンは軸索に
シナプスをつくります。

　これらの過程に関与している分子にもさまざまなものが知られています。

Chapter **3**

神経発生学

> **Column**
>
> ## スペリーの化学親和説
>
> カエルの視神経は切っても再生します。ロジャー・スペリー（1913-1994）は
> 視神経を切った後、目玉を 180 度回転させて神経再生させて、それがどのよ
> うにつながるかという実験をしたことで知られています。網膜の上側から来
> る軸索と下側から来る軸索は、それぞれつながる先が決まっています。それ
> らは目玉を回転させても、もともと網膜の上側にあった（今は下側にある）軸
> 索は「上」の回路につながって再生し、もともと下側（今は上側）の軸索は
> 「下」の回路に再生します。その結果、カエルは視野の上にあるものを下にあ
> ると認識し、行動するようになります。この結果からスペリーは、ニューロ
> ンがつながる位置は何らかの化学親和性にもとづいて整然と決定されてい
> るという説を出します。これは彼の大学院のときの指導教官であるポール・
> ワイスの説に反するもので、ワイスはことあるごとに弟子の批判をくり返し
> ます。が、位置情報にもとづいて正しい位置にシナプスをつくるメカニズム
> はその後、いろいろ明らかにされました。スペリーは 1981 年にノーベル生
> 理学・医学賞を受賞しています。
>
> 自分の先生の説に反することであっても、自分が正しいと思うことは主張せ
> ねばなりません。

3-3-4 シナプス形成

目的地に達した軸索はその標的とシナプスを形成します。シナプスを形成する過程は複雑でダイナミックです。

→ シナプスはダイナミックに動いている

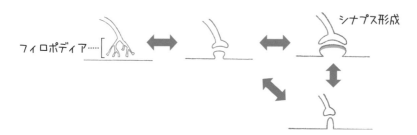

軸索から細い足のようなもの（フィロポディアと言います）が伸びて、標的に接触し、そこにシナプスが生じ、シナプスにかかわる分子が集積していきます。その間この両者はのべつ動いています。

3-3-5 使われるシナプスは大きくなり、使われないシナプスは除去される（活動依存性シナプス成熟・シナプス除去）

シナプスは使われれば使われるほど結合が強くなりますし、使われなければ結合が弱くなります。こういった神経活動に依存してシナプス結合の整理が起こり、最終的な神経回路の形成が進められます。これを活動依存性シナプス成熟、シナプス除去、あるいはシナプス刈り込みと言います。

→ 視覚系における活動依存性のシナプス成熟の過程

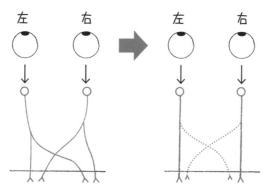

例えば視覚野で、右目からの情報が投射する位置と左目からの情報が投射する位置は最初はオーバーラップしています。それが活動に伴って片方からのシナプスが消えてもう片方のシナプスが発達することによって、片方からの情報のみ入るようになります。

3-3-6 局所回路形成

　こうして配置されたニューロンはその局所で回路を形成します。その局所回路に脳の他の領域の局所回路からの入力が入り、また脳の他の領域の局所回路に出力が出ることになります。局所回路は興奮性ニューロンと抑制ニューロンの組み合わせで形成され、回路の中での興奮性と抑制性のバランスが保たれることが局所回路の成熟に必要とされています。大脳皮質では約80％の細胞が興奮性ニューロンで残りの20％が抑制性のニューロンとされています（2-5）。

● 局所回路がつながりあって神経系はできている

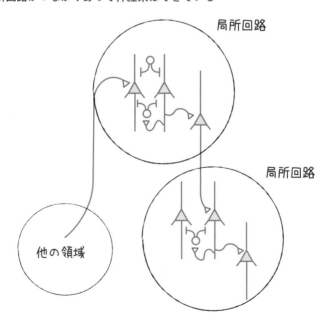

局所回路

局所回路

他の領域

抑制性ニューロンの分類

抑制性ニューロンには以下のようなさまざまな種類があり、形態も電気生理学的性質も異なっています。伝達物質は GABA やグリシンです。形態やマーカーで一応分類はされていますが、詳しい機能については今後の詳細な研究が必要です。

PV 陽性細胞：バスケット細胞、シャンデリア細胞などとよばれるものが含まれます。

VIP 陽性細胞：マルチノッティ細胞とよばれるものが含まれます。

SOM 陽性細胞：双極細胞、ダブルブーケ細胞、ニューログリア細胞などが含まれます。

CR 陽性細胞、CB 陽性細胞、5-HTR3b を発現する細胞群も知られています。

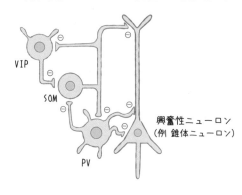

3-4 神経新生

　神経系の細胞の増殖・移動・回路形成は、脳が発生・発達する特定の時期に限られると考えられていました。それが最近では、成熟した脳でも限られた場所でニューロンの新生が起こることがげっ歯類で知られています。例えば脳室周囲上皮には神経幹細胞があり、海馬、嗅球などの細胞を供給しているとされています。ヒトの成人でも神経幹細胞の存在は確認されたものの、神経新生がどれくらい起こるのかは現在議論のあるところです（トリなどでは起こっているようですが。）

⬇ 神経新生

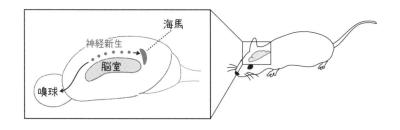

3-5 神経変性と再生

　ニューロンが正常に機能しなくなり、最後には脱落してしまうことを神経変性と言います。

● 神経変性はなぜ起こるのか？

　ニューロンは長い軸索をもち、輸送などでエネルギーを必要とします。また数も多いです。したがって、大量のエネルギーの持続した供給を必要とします。そのためにミトコンドリアが発達していますが、脳代謝の特異性でグルコース（あるいはケトン体）のみをエネルギーソースとして使用でき、脂肪酸は使えません（1-10）。

　また、神経活動により、多すぎると毒になるカルシウムやグルタミン酸といったものにさらされています。ミトコンドリアの酸化的ストレスにもさらされています。そしてモノがたまるとそれをとり除きにくいような組織構造になっています（Chapter 8 でまた触れます）。

　したがって、ニューロンは何らかの影響で変性しやすい状況にあると言えます。事故や疾患など外からの要因による変性もあります。

● けがなら治るけど…

　皮膚が傷ついた時は健康な細胞が増殖し、傷ついた細胞と入れ替わっていきます。

　が、分化したニューロンは増殖しませんし、また、神経幹細胞は大人でも存在はするものの脱落したニューロンのすべてを補給できるようなシステムにはなっていません（3-4）。

　また、末梢神経系とは異なり、中枢神経系で軸索再生が起こりにくいことは、例えば脊髄損傷や脳梗塞、神経変性疾患からの回復の悪さを見れば明らかです。この理由には、中枢神経系の組織にはミエリン鞘があること、軸索やシナプスの再生を阻害する物質が存在していること、ニューロンの成長を促す因子が足りないこと、ニューロンが自分では軸索伸長因子をつくれないこと、などがあげられています（3-3-1）。

● **神経再生**

　したがって、こういった損傷後の再生を支えるには次の２つのアプローチを並行する必要があると考えられ、治療法の開発が待たれています。

①なるべくニューロンの脱落を抑える：

これには、グルタミン酸毒性やその他の毒性をなるべく抑えることなどが必要となります。

②軸索を再生させる：

これには、再生を阻害する物質を抑えること、また軸索を伸ばし、シナプスとミエリン鞘の両方を正しく再形成することが必要となります。

➡ **神経再生**

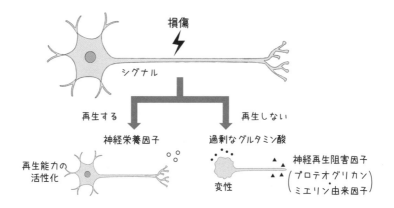

　ニューロンの再生とは別に機能再生という考え方もあります。体を動かすことには複数の回路が関与している場合があります。ある回路が損傷してしまっても、残っている回路をうまく使って、できなくなったことをもう一度できるようにすることを、機能再生と言います。

（ちょっと専門的な）ミエリン鞘と再生の話

中枢のミエリン鞘がニューロンの軸索再生を阻害することは、次のような発見から推測されました。

1. 脊髄を損傷すると軸索はそこから先に伸びない
2. 末梢神経の移植で脊髄の損傷をバイパスするという実験では（モントリオールのアルバート・アグアヨによる）、脊髄から末梢神経には軸索が伸びるものの、末梢神経から脊髄に入るところで軸索伸長が阻止される

その後、マーチン・シュワッブはミエリン鞘の成分に対するモノクロナール抗体を作製し、そのなかにミエリン鞘による軸索伸長の阻害を解消するものを見つけ、そこからさまざまなグループによるミエリン鞘の軸索伸長阻害物質の同定が進みました。シグナリング経路なども同定され、日本の神経再生の分野では岡野栄之先生、山下俊英先生が多大な貢献をされています。

Chapter 4

神経組織学

この Chapter では神経系に特徴的な組織構造について学びましょう。一部復習も交えつつ、これだけ知っていれば解剖を学ぶ時に「あれ？　何だっけ？」とならないだけの知識を厳選しましたので、ぜひ言葉と概念の対応をしっかりつけてください。

4-1 皮質構造・核構造

中枢神経系の神経組織には大きく分けて2つの構造があります。

皮質構造

細胞が整然と並ぶ層がいくつか組み合わさってできる皮質構造。

この例 ⇒ 6層からなる大脳皮質、3層からなる小脳皮質、10層からなる網膜など。

➡ **皮質**

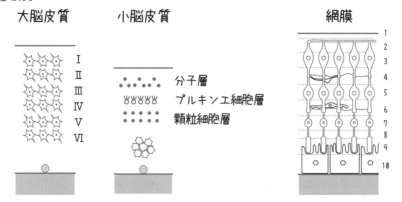

大脳皮質

I
II
III
IV
V
VI

小脳皮質

分子層
プルキンエ細胞層
顆粒細胞層

網膜

1
2
3
4
5
6
7
8
9
10

核構造

細胞が塊をつくって存在する核構造（脳の深部にあることが多い）。

この例 ⇒ 大脳基底核、小脳核、視床。

➡ 核

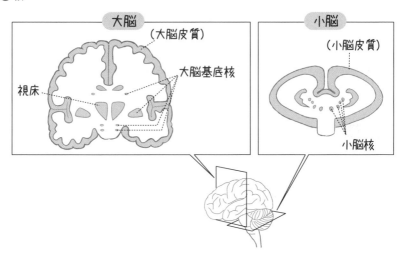

　もう１つ、網様体とよばれる構造がありますが、これは細胞が核のように
はっきりとした塊をつくらず、細胞体がバラバラとばらまかれているところ
に線維が網状に配置している部位で、脳幹に存在します（6-2-7）。

4-2 経路／髄質

経路とは

　中枢神経系で神経線維が束を形成している部分が神経の経路となります。

　神経線維はミエリン鞘で囲まれていて、それが束を形成しているので他の部位より白く見えます（**4-3**を参照のこと）。

髄質とは

　神経系の表層の部分を皮質とよび、中にある部分を髄質とよびます。大脳の場合、髄質は大脳皮質以外の部分で、神経線維の詰まった部分と大脳核などが含まれる部位となります。小脳でも同様で、小脳皮質以外の神経線維が詰まった部分と小脳核が含まれる部位となります。

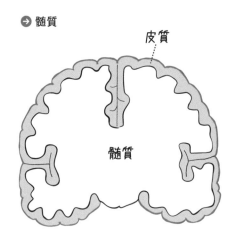

➡ **髄質**

皮質

髄質

4-3 白質／灰白質

白質とは

　神経線維が束をつくっているところを白質（はくしつ）といいます。ミエリン鞘の脂質のため白く見えます。

灰白質とは

　ニューロンが集まっているところを灰白質（はいはくしつ）といいます。少し色が濃く見えます。

　大脳皮質や大脳核はニューロンが集まっているので灰白質で、その内側に線維の走る白質があります。

　脊髄では外側に神経線維の走る経路が詰まっている白質があり、内側にニューロンの詰まっている灰白質があります。

　白質と灰白質の位置が入れ替わるのは中脳から間脳へ移行するあたりになります。

➡ 白質と灰白質

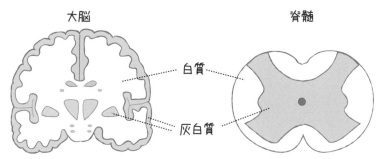

大脳　　　　　　　脊髄

白質

灰白質

入力、出力、受容器、効果器

4-4

　ここまで主に説明してきた中核神経系のニューロンは色々な形状をとりますが、末梢神経系の運動神経と感覚神経は、それぞれ典型的なパターンを呈します。

● 運動神経

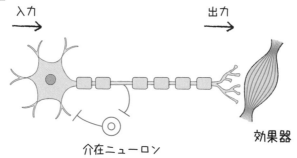

　運動神経の細胞体は中枢神経系の中にあり、そこから長い軸索を伸ばして効果器である筋肉にシナプスをつくります。

● 感覚神経

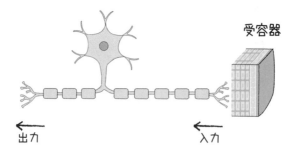

　皮膚などにある感覚受容器からの情報を、感覚神経の軸索が中枢側に送ります。その途中に細胞体があり、細胞体の集まったところが神経節（4-5）をつくります。

　それぞれの情報の方向に注意してください。

4-5 神経節

神経節とは

中枢神経系の外で感覚神経の細胞体が集まっている場所、あるいは自律神経系の出力系の細胞体が集まっている場所を神経節といいます。

➡ 主な神経節の名前

脊髄の周辺、脊髄神経に付随する神経節
後根神経節
交感神経節
椎前神経節（腹腔動脈神経節など）
脳神経に付随する神経節
三叉神経節（Ⅴ三叉神経の神経節）
膝神経節（Ⅶ顔面神経の神経節）
内耳神経節（Ⅷ内耳神経の神経節；蝸牛神経節と前庭神経節からなる）
上下神経節（Ⅸ舌咽神経の神経節）
上下神経節（Ⅹ迷走神経の神経節）
毛様体神経節（Ⅲ副交感神経節から節前が入る）
顎下神経節（Ⅶ副交感神経節から節前が入る）
翼口蓋神経節（Ⅶ副交感神経節から節前が入る）
耳神経節（Ⅸ副交感神経節から節前が入る）

図中のラベル：
後根神経節（感覚神経の細胞体が集まる）
感覚神経
運動神経
交感神経
交感神経節（交感神経の細胞体が集まる）

細かいことはどうでもいいので「こんな名前があったな」くらいで結構です。後で出てくるので。

4-6 ミエリン鞘

神経線維には有髄線維と無髄線維があります。

有髄線維とは

軸索の伝導速度を上げるためにミエリン鞘が形成されている神経線維を有髄線維といいます。中枢と末梢で構成に以下のような違いがあります。

➡ 中枢と末梢のミエリン鞘の違い

	形成細胞	形成のしかた	ミエリンタンパク質
中枢神経系	オリゴデンドロサイト	複数の軸索を巻く	PLP、MBP
末梢神経系	シュワン細胞	1本の軸索を巻く	P0、MBP、PMP22

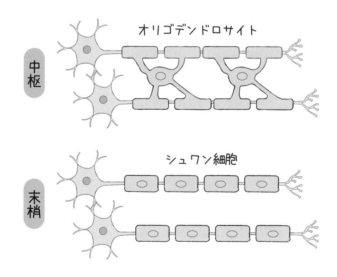

細胞膜でつくられているため、ほとんどが水と脂質からなります。ミエリンタンパク質はミエリン鞘の膜どうしをタイトにつなげる役割を果たしているとされています。

● シュミットランターマンの切痕

　細胞のような容積のある袋を軸索の周りに巻いていって、細胞質をローラーのようなもので押しやっていくとすると、膜だけでつくられた部分がほとんどですが、必ずどこかに細胞質が残ります。末梢組織の断面を観察するとき、その部分が切れ目のように見えるのをシュミットランターマンの切痕（髄鞘切痕）と呼びます。

➜ シュミットランターマンの切痕

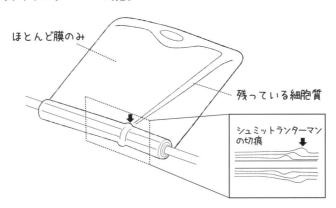

ほとんど膜のみ

残っている細胞質

シュミットランターマンの切痕

無髄線維とは

　軸索がミエリン鞘で囲まれていないものを無髄線維といいます。この線維は裸で存在するのではなく、シュワン細胞の細胞体に包まれています。

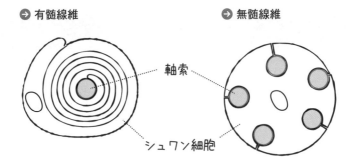

➜ 有髄線維　　　　➜ 無髄線維

軸索

シュワン細胞

ノード、パラノード、インターノード

　神経線維はミエリン鞘をもつことにより、それによって規定される細胞内区分が形成されます。それぞれ特徴的な分子がその区分に存在していて、神経伝導において機能を果たしています。細胞内区分に特定の分子を区別して届けるには、特別な分子メカニズムが必要です。

⊙ ミエリン鞘の区分

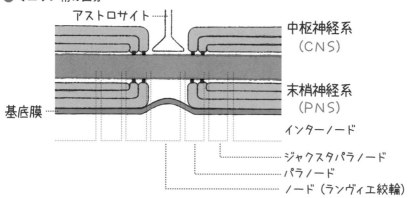

⊙ それぞれの区分の構成分子

	インターノード	ジャクスタ パラノード	パラノード	ノード （ランヴィエ絞輪）
CNS	ミエリンタンパク質	K^+チャネル	細胞接着分子	Na^+チャネル、細胞接着分子、アストロサイトの突起
PNS	ミエリンタンパク質	K^+チャネル	細胞接着分子	Na^+チャネル、細胞接着分子、基底膜

　表にあるような分子に体する自己抗体は神経炎や伝導障害を引き起こします。こういった分子に異常がみられる遺伝性疾患〔例：遺伝性圧脆弱性ニューロパチー（HNPP）〕もあります。

ミエリン鞘が巻くのは外周り？ 内周り？

シュワン細胞が軸索の周りにミエリン鞘を形成する際、シュワン細胞が軸索の周りを回るのか、それとも細胞質の突起が軸索の周りを回っていくのか、どちらでしょうか？ これを実験で明らかにしようとした研究者がいますが、いったいどうしたでしょうか？ 答えは次のようです。

細胞培養でこのミエリン形成を実験的に起こすことができます。時間を追って見てやれば、細胞の核が移動するか、あるいは移動せずにミエリン形成が起こるかがわかります。その結果は後者、つまり突起が軸索の周りを回って中へ中へと巻いていったのです。

ただ、とても難しい問題に直面します。というのはこの場合、シュワン細胞の細胞膜が軸索のうえで接触している部分をずらしながら（あるいははがしながら）進んでいくことになります。パラノードには非常に強固な接着部位が形成されることが知られており、そういった接着構造を膜の上で滑らせていかない限り、このやり方で巻いていくことはできません。滑り込みがどうやって行われているのかは、まだわかっていません。

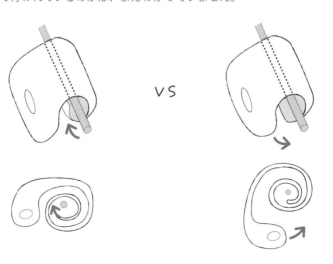

VS

4-8 シナプス、神経筋接合部（NMJ）

　ニューロンがニューロンと接触し信号を伝達する部位であるシナプスには、特徴的な構造がみられ、さまざまな分子が存在します。接着分子、レセプター、チャネル、裏打ちタンパク質、分泌小胞に関わる分子などが含まれます。

　神経線維が筋肉とつくるシナプスは神経筋接合部（NMJ：NeuroMuscular Junction）、あるいは終板とよび、特殊化した構造をしています。

● シナプス　　　　　　　　　　● NMJ

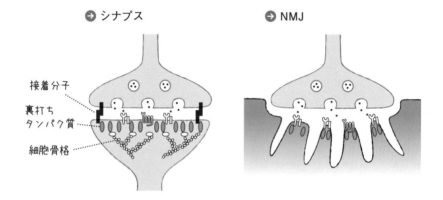

接着分子
裏打ち
タンパク質
細胞骨格

> **Column**

NMJ とアセチルコリンレセプター

NMJ は昔からシナプス研究によく使われているモデルシステムで、カリフォルニアのザック・ホールを中心にさまざまな分子が研究されてきました。かつてジョシュ・セインズは「NMJ は神経分子生物学の大腸菌である」と言っていたくらいです。

NMJ は再生することが知られています。神経線維は切ると変性し、NMJ も消失します。しかしながら再生するにしたがって、神経線維はもともと NMJ のあった場所に到達し、そこに NMJ が再び形成されることが知られています。なぜ神経は筋肉の同じ位置に到達して NMJ を再生できるのでしょうか。セインズは次のような実験をしました。筋線維を破壊して筋肉を包む膜を残した状態で神経線維を再生させると、もともと NMJ があった位置に神経線維は再生します。スティーブ・バーデンがその逆の実験、つまり筋肉を包む膜を破壊し筋線維を残した状態で神経を再生させたところ、神経線維はもとあったところに到達することができませんでした。これらの実験結果は、筋肉を包む膜に NMJ の位置を決定している分子が存在していることを意味します。

それではアセチルコリンレセプターを NMJ ができるはずの場所に集めるメカニズムはどうなっているでしょうか。アセチルコリンレセプターを集合（アグリゲイト）させる分子としてアグリンが見つかっています。またそのシグナリングに関与するキナーゼなどの分子群も解明されてきています。

重症筋無力症という病気は NMJ のアセチルコリンレセプターに自己抗体を形成する病気で、それにより NMJ が破壊され、筋肉の収縮ができなくなります。また、先天性の筋無力症には、アセチルコリンレセプターの異常がみられるものものあります。

Chapter 5

神経解剖学

ここでは、神経解剖の基礎的な総論を学んで、その後、構造をまとめて概観します。細かいことよりはまず概観をつかんでください。

Chapter 0 で述べたように、神経系は末梢神経系と中枢神経系からなります。まずそれらについてざっと概念を説明します。

5-1 末梢神経系の分類

末梢神経系は脊髄神経系、脳神経系、自律神経系の3つに大別されます。脊髄神経や脳神経には一部自律神経系の成分が含まれます（**5-3-1**）。その基本型についてまとめましょう。

◯→ **末梢神経系**（それぞれ片側だけ示した図）

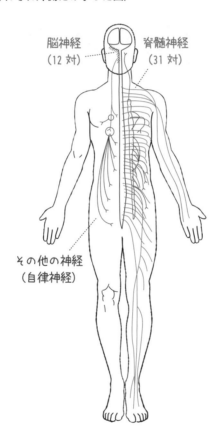

脳神経
（12 対）

脊髄神経
（31 対）

その他の神経
（自律神経）

5-2 脊髄神経

5-2-1 デルマトームとマイオトーム

　脊髄神経は体壁と体節由来の構造物（3-1-3 参照）を支配する神経で、各分節ごとに存在します。

　分節ごとに神経が配置されるので、皮膚の部位によって、皮膚の感覚の入力を受ける（これを「支配する」と言います）神経が整然と並び、支配神経の脊髄での高さが決まっています。これをデルマトームとよびます。

➡ デルマトーム

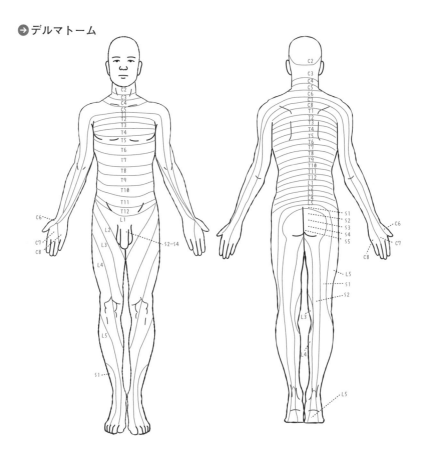

同様に、ある体節から発生する筋肉は同じ分節由来の神経に支配され、それをマイオトームとよびます。その成分は感覚神経と運動神経に分けられます。それぞれの分節にそれぞれの高さの脊髄から脊髄神経が配置されます。

5-2-2 脊髄神経の基本型

➡ 基本型（3-1-4 も参照のこと）

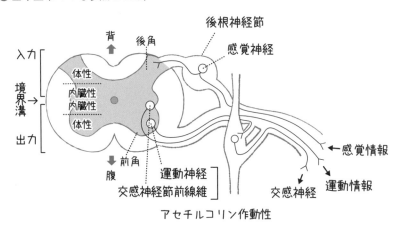

　脊髄神経では、入力つまり感覚情報は背側（「後角」）に入り、それが処理されて出力つまり運動情報が腹側（「前角」）から出ます。それを分けるのが境界溝。

　皮膚からのさまざまな感覚（温痛覚・触圧覚）、関節や筋肉からの固有覚（位置情報・加速度情報）などの感覚情報は感覚神経に入ります。

　運動情報は筋肉を動かします。筋肉を支配する神経は骨格筋か、あるいは心筋・平滑筋かで2種類に分かれます。前者を支配するのは運動神経で、後者は自律神経の節前神経で、どちらもアセチルコリン作動性（神経伝達物質にアセチルコリンを使う、という意味）です。

　これらが集まって束となり、脊髄神経を形成します。

シャルコーが亡くなったあと、神経学部門のチェアのポジションを誰が継ぐかで争いが起こります。バビンスキー反射で有名なバビンスキーはシャルコーの一番お気に入りの弟子でしたが、彼は人付き合いに難があったのか、それともポーランド生まれが災いしたのか、資格を与えられませんでした。同様にトゥレットもだめ。シャルコー - マリー - トゥース病に名前を残すピエール＝マリーは若すぎるということでチェア候補から脱落します。シャルコーの元弟子で晩年のシャルコーの宿敵だった有力候補のジョセフ・デジュリーヌもなれず、結局シャルコーの弟子のなかで一番年上だったフルジャンス・レモンが選ばれます。レモンが亡くなった後にデジュリーヌがチェアになりますが、7年程で亡くなったため、その後にようやくピエール＝マリーはチェアになることができました。

このように世界の神経学の中心だったフランスはその後こつ然と姿を消し、ドイツさらには米国の神経学が台頭します。そういった背景には国の政情、力というものが反映されているように思います（p.142 に続く）。

ちなみに、デジュリーヌ - ソッタス病に名前の残っているデジュリーヌは、自分の学生でパリ市中の病院で最初の女性インターンだったアウグステ・クルンプケと結婚します。彼女の名前はクルンプケ麻痺という病名に残っています。

5-3 自律神経系

5-3-1 自律神経系の基本

　自律神経系は主に消化管を支配する神経から進化した副交感神経系と、主に血管を支配する神経から進化した交感神経系に分けられます。例外は瞳孔です。

⊃ 交感神経系と副交感神経系

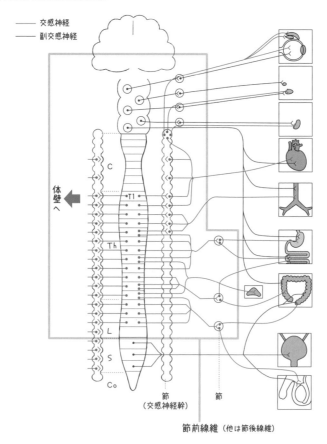

交感神経
副交感神経

C

体壁へ

T1

Th

L

S

Co.

節
（交感神経幹）

節

節前線維（他は節後線維）

自律神経系は次の①〜⑦のように理解するとわかりやすいです。

①節を挟んで節前線維と節後線維からなります。

②節前は中枢内に細胞体があり、末梢に軸索を伸ばし、節につながります。

③交感神経の節は大血管の近くに並んで、あるいは内臓に向かう血管の近くに、副交感神経の節は標的臓器の近くにあります。

④節後は節に細胞体が存在し、そこから標的臓器に軸索を伸ばします。

⑤交感神経の節後は体壁に沿った血管にのって体表に向かうものと、内臓を支配する血管にのって内臓に向かうものがあります。

⑥副交感神経の節後線維は腸管のすぐ側、あるいは壁内に節あるいは細胞体があります。

⑦交感神経の節前は大血管に沿って存在する胸髄（Th）と腰髄（L）に存在し、副交感神経の節前は頭部と仙髄（S）に存在します（つまり副交感神経は口と肛門、入るところと出るところを調節する神経として進化してきたのだと考えられます）。

なお、まず節ができ節後線維が標的臓器につながって調節をするようになったところに、中枢から節前線維が伸びていってつながります。

節前線維は脊髄神経のため神経伝達物質はアセチルコリンですが、交感神経の節後線維はアドレナリンを使っています。これは、交感神経は体を戦闘に適した興奮状態に（ファイト＆フライト）、副交感神経はその逆の休憩状態に（レスト）変えるという、異なる役割をもつからです。両神経の特徴を以下にまとめます。

● 交感神経と副交感神経の比較

		交感神経系	副交感神経系
神経成分		胸腰系	頭仙系
節の場所		交感神経幹あるいは椎前	腸管とその付属器の側
神経伝達物質	節前	アセチルコリン	アセチルコリン
	節後	アドレナリン	アセチルコリン
役割		心臓パコパコ、瞳孔うるうる	消化吸収、勃起
伴走神経		内臓感覚神経 （痛み、膨張感などの知覚）	内臓感覚神経 （痛み、吐き気など反射に関係するもの）

⊃ 交感神経節は大血管周囲に、それに対して副交感神経節は腸管の側にある

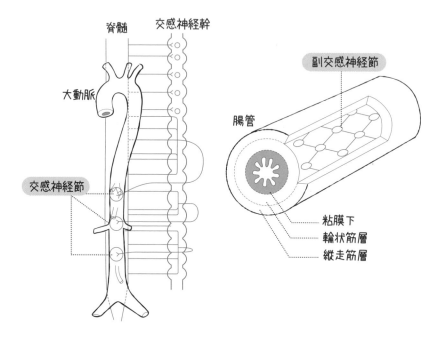

5-3-2 腸管神経系という概念について

　腸管神経系とは最近自律神経系から分離された概念で、腸管に存在し、腸管の自律運動を司るニューロンのことです。

　腸管の壁内に腸管神経の細胞体があり、これを交感・副交感神経が調節することによって腸管の運動が行われます。

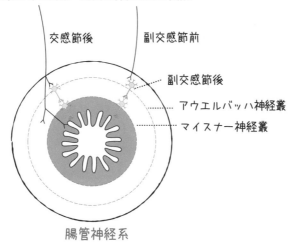

➡ 腸管神経系とその交感・副交感神経による支配

交感節後　　　副交感節前

副交感節後

アウエルバッハ神経叢

マイスナー神経叢

腸管神経系

Column

副交感神経が進化の過程で交感神経に切り替わる

交感神経と副交感神経、どちらが先に進化したでしょうか。交感神経が血管とともに発達し、副交感が消化管とともに発達したとすると、消化管の方が循環系より先に進化しますので、副交感が先と考えるのが自然ではないでしょうか。そうすると、もともとあった節はすべて副交感神経節だったのでは、ということになります。進化の過程で現在交感神経節のある部位の神経節は、副交感から交感に変わったのではないか。これは実際、魚で観察されています。また、交感神経の節後線維はアドレナリン作動性で、副交感はアセチルコリン作動性ですが、この作動性を実験的に入れ替えることができます。胸と腰の脊髄に存在する交感神経の節前ニューロンと、頭と仙髄に存在する副交感の節前ニューロンがどのように分化し、さらに上位と結合しているかは、まだよくわかっていません。

5-4 # 脊髄神経の分類

　脊髄神経は伝える情報の流れで分類することがあります。

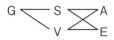

の組み合わせですので、4つに分類されます。それぞれの記号の意味は次の
とおりです（5-2-2 の図を参照してください）。

G：General
脊髄神経はどこも共通なので、一般（G）とよばれます。

S：Somatic ／ V：Visceral
体性（S）と内臓性（V）に分けられます。

A：Afferent ／ E：Efferent
入力（求心性＝A）と出力（遠心性＝E）に分けられます。

背側から腹側に向かって、
GSA：**一般体性入力**　皮膚、筋肉、関節からの感覚情報
GVA：**一般内臓性入力**　内臓からの感覚情報（内臓の痛みや圧迫感など）
境界溝をはさんで、
GVE：**一般内臓性出力**　内臓への運動情報（自律神経、主に交感神経）
GSE：**一般体性出力**　筋肉への運動情報
となります。

5-5 脳神経の分類

　脳神経は延髄〜間脳の位置から出る末梢神経です。Chapter 3 で説明したとおり脊髄とは基本型を共有する部位ですので、脳神経と脊髄神経は同じような特徴をもちます。ただ、脳神経は脊髄神経の成分に加えて、特殊な筋肉（体節以外からできてくるもの）を支配する成分と、脳に限られた特殊な構造に付随して発達する成分が足されます。そのような神経は一般（G）との対比で特殊（S：Special）とよばれ、

$$\begin{array}{ccc} G & S & A \\ & \times & \times \\ S & V & E \end{array}$$

の組み合わせですから 8 種類に分類されます。

外側から内側に向かって、
SSA：**特殊体性入力**　脳に限られた感覚（視覚、聴覚）
GSA：**一般体性入力**　頭頸部の体性感覚
SVA：**特殊内臓性入力**　脳に限られた内臓の感覚（嗅覚、味覚）
GVA：**一般内臓性入力**　内臓感覚
境界溝をはさんで、
GVE：**一般内臓性出力**　副交感神経
SVE：**特殊内臓性出力**　特殊な筋肉（顔面筋や咽頭筋など）を動かす運動神経
GSE：**一般体性出力**　体節由来の筋肉を動かす運動神経
SSE：**特殊体性出力**　特殊な体性感覚（聴覚）を調節する神経
となります。

　脳神経の脳幹からの出方には体節由来の神経の進化の初期の形が残っていて、GSE とその他の出る位置が異なっていることに注意しましょう（ただし動眼神経は別）。

➡ 脳神経の脳幹からの出方

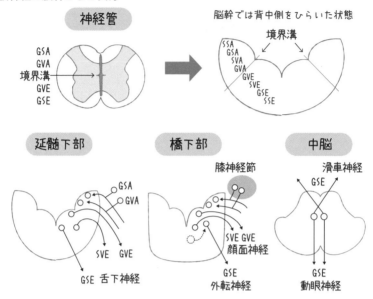

神経管

GSA
GVA
境界溝
GVE
GSE

脳幹では背中側をひらいた状態

境界溝

SSA
GSA
SVA
GVA
GVE
SVE
GSE
SSE

延髄下部

GSA
GVA
SVE　GVE
GSE　舌下神経

橋下部

膝神経節

SVE GVE
顔面神経
GSE
外転神経

中脳

滑車神経
GSE

GSE
動眼神経

　脳神経は 12 本存在し、それぞれの分類は次のとおりです。運動と感覚と副交感が混在しています。Ⅰは終脳、Ⅱは間脳、Ⅲ～Ⅳは中脳、Ⅴ～Ⅷは橋、Ⅸ～Ⅻは延髄から出ています。

➡ 脳神経を下からみた模式図

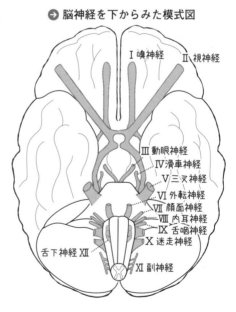

Ⅰ 嗅神経　Ⅱ 視神経

Ⅲ 動眼神経
Ⅳ 滑車神経
Ⅴ 三叉神経
Ⅵ 外転神経
Ⅶ 顔面神経
Ⅷ 内耳神経
Ⅸ 舌咽神経
Ⅹ 迷走神経
舌下神経 Ⅻ
Ⅺ 副神経

➜ 脳神経の成分について

	SSA	GSA	SVA	GVA	GVE	SVE	GSE	SSE
Ⅰ嗅神経			嗅覚					
Ⅱ視神経	視覚							
Ⅲ動眼神経					副交感 （眼）		外眼筋	
Ⅳ滑車神経							外眼筋	
Ⅴ三叉神経		顔面・ 頭部の 感覚		（＋）		咀嚼筋 など		
Ⅵ外転神経							外眼筋	
Ⅶ顔面神経		外耳道 の感覚	味覚	＋	副交感 （涙腺・ だ液腺）	表情筋 など		
Ⅷ内耳神経	平衡覚 聴覚							聴覚 調節
Ⅸ舌咽神経		舌・ 咽頭の 感覚	味覚	＋	副交感 （だ液腺）	咽頭筋		
Ⅹ迷走神経		喉頭の 感覚	味覚	＋	副交感 （体幹部）	喉頭筋		
Ⅺ副神経						胸鎖 乳突筋 僧帽筋		
Ⅻ舌下神経							舌筋	

5-6 末梢神経系の発生

Chapter 3 では後回しにした末梢神経系の発生についてみてみましょう。神経管から外に出る神経が末梢神経、ということになります。ここの部分は難しいのでとばしてもかまいません。

5-6-1 神経堤細胞由来の構造

神経堤細胞は神経管ができた後にその背側から両側に移送してくる細胞集団で、さまざまなものに分化します。脊髄神経の後根神経節、交感神経節、副交感神経節、そしてさまざまな脳神経の神経節が神経堤細胞からつくられます。頭部の一般の体性感覚を担う脳神経（GSA）はⅤ三叉神経・Ⅶ顔面神経・Ⅸ舌咽神経・Ⅹ迷走神経で、その神経節も神経堤細胞から発生し、頭蓋骨で囲まれた空間の中にできます。

● 神経堤細胞からできる細胞

脳神経、脊髄神経の神経節
交感神経節細胞、副交感神経節細胞
シュワン細胞
髄膜、顔や頭蓋の結合組織や骨
副腎髄質
甲状腺のC細胞
メラノサイト　　　　　　　　など

● 脳神経の感覚神経節のある場所

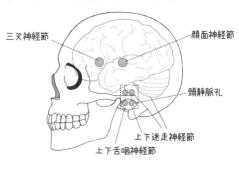

また、腸管の壁内に存在する腸管神経系（5-3-2）も神経堤細胞由来で、これらは交感神経系・副交感神経系の調節を受けながら、中枢とは独立に腸管

の自律運動を支配しています。

　頭部の副交感神経節はすべて神経堤細胞由来ですが、そのうち唾液腺や涙腺を支配するものは、味覚を担う求心性線維のミエリン鞘を形成しているシュワン細胞からできるとされています。シュワン細胞も神経堤細胞由来です。

5-6-2 プラコード由来の構造

　発生の段階で肥厚した上皮がさまざまなものをつくる元となる部分があり、それをプラコードと言います。頭部の感覚器はこの肥厚した上皮（プラコード）と神経管の相互作用でつくられます。頭部にはいくつかのプラコードが存在します。

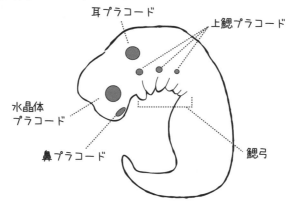

→ 頭部にあるいくつかのプラコード

耳プラコード
上鰓プラコード
水晶体プラコード
鼻プラコード
鰓弓

　5-5 で説明した脳神経の特殊内臓性入力（SVA）成分の標的は、鰓弓（かつてはエラだったところ、頭頸部の骨や筋肉になる）由来の臓器です。したがって、Ⅶ顔面神経、Ⅸ舌咽神経、Ⅹ迷走神経の SVA の神経節は上鰓プラコード由来となります。また、一般体性入力（GSA）成分は神経堤細胞由来と説明したⅤ三叉神経・Ⅶ顔面神経・Ⅸ舌咽神経・Ⅹ迷走神経ですが、一般内臓性入力を担う成分（GVA）はやはり上鰓プラコード由来とされています。神経堤細胞からできた神経節は頭蓋骨の中にあるのに対し、プラコードからできた神経節は外にあります。顔面神経節が側頭骨の中にあるのは、外と中の節がくっついたからだと考えられます。

　また、脳神経のうちⅠ嗅神経は鼻プラコードから、Ⅱ視神経は水晶体プラコードから、Ⅷ内耳神経の神経節の一部は耳プラコードからできます。

➡ 脳神経の成分とその神経節の由来

	脳神経の由来	SSA	SVA	GVE （副交感神経）	神経節	神経節の 由来
Ⅰ	鼻プラコード		嗅覚			
Ⅱ	水晶体プラコード	視覚				
Ⅲ				+	毛様体神経節	神経堤
Ⅴ	鰓弓1				三叉神経節	神経堤
Ⅶ	鰓弓2		味覚	+	膝神経節	神経堤と プラコード
Ⅷ	耳プラコード	平衡覚 聴覚			内耳神経節	神経堤と プラコード
Ⅸ	鰓弓3		味覚	+	上神経節	神経堤
					下神経節	プラコード
Ⅹ	鰓弓4		味覚	+	上神経節	神経堤
					下神経節	プラコード

　単純化して、味覚などの内臓感覚はプラコード由来の神経節と考えてもいいかと思います（あくまで単純化した場合です）。これについては **5-6-5** に説明します。

5-6-3 脊髄神経（体節由来の構造を支配する）について

　もともとは脊髄神経の前根と後根の体節の中での位置は一致していなくて、前からは運動神経（GSE）が出て、後ろからは体性感覚（GSA）と内臓性感覚（GVA）が入ってきて、さらに自律神経の節前線維（GVE）が出る形となっていて、前根と後根の神経線維は別々に走っていたと言われています。

　それが GVE が GSE と一緒に前根から出るようになり、さらに前根と後根の神経線維は合流する形になり、現在のように出力が腹側から、入力が背側からという形になったとされています。

→ 脊髄神経の進化

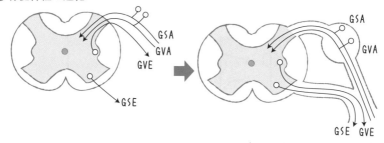

　感覚入力は、神経堤細胞でつくられた後根神経節から中枢と末梢に神経線維が伸びることで形成されます。

　運動出力は、標的とする筋肉、あるいは交感神経ができた後、脊髄から神経線維が伸びていきます。

5-6-4 脳神経（体節由来の構造を支配する）について

　脳神経のなかで体節由来の構造を支配するとされている運動神経は、眼球の運動にかかわる外眼筋を動かすⅢ動眼神経・Ⅳ滑車神経・Ⅵ外転神経と、舌を動かすⅫ舌下神経となります。これはどれも GSE の線維ですが、Ⅲだけは GVE も含みます。Ⅰ嗅神経、Ⅱ視神経、Ⅷ内耳神経は頭部に specific な感覚期からの情報を入力するもので、SSA/SVA となります。

→ 鰓弓由来以外の構造を支配する脳神経（7本）

Ⅰ・Ⅱ	Ⅷ
嗅覚、視覚	聴覚平衡覚
Ⅲ・Ⅳ・Ⅵ	Ⅻ
眼を動かす筋支配	舌を動かす筋支配

5-6-5 脳神経（鰓弓由来の構造を支配する）について

　鰓弓由来の臓器（筋肉）を支配する SVE は脳神経のⅤ、Ⅶ、Ⅸ、Ⅹ、Ⅺに含まれ、神経管で体性の遠心性よりも外側から出ます。鰓弓由来の構造を支配する脳神経は鰓弓神経ともよばれます。

➡ 鰓弓由来の構造を支配する脳神経（5本）

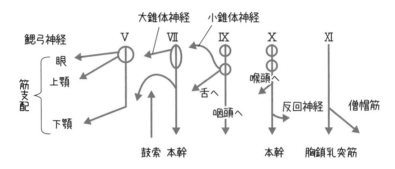

また、鰓弓の部分に発達する SVA である味覚を伝える線維はⅦ、Ⅸ、Ⅹ に含まれ、これらも鰓弓神経ですが、神経節は上鰓プラコード由来になって います。

この SVA の線維に関連して発達する鰓弓神経が副交感神経成分の節前線 維（GVE）で、これはⅦ、Ⅸ、Ⅹに含まれています。これらの線維は副交感 神経節まで行き、そこで節後線維になります。

GSE を含む脳神経のⅢ、Ⅳ、Ⅵ、Ⅻは体節由来で、Ⅲ、Ⅳ、Ⅵは外眼筋を、 Ⅻは舌の筋肉を支配するものでした（**5-6-4**）。それに対して鰓からできる筋 肉を支配する SVE を含む脳神経はⅤ、Ⅶ、Ⅸ、Ⅹで、その神経核は 3 つに 分かれます（三叉神経運動核、顔面神経核、疑核、**5-7-3** で後述します）。

→ 脳神経による筋肉支配のまとめ

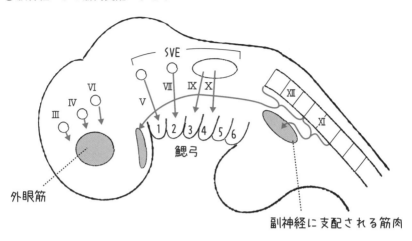

外眼筋

副神経に支配される筋肉

Column

XI副神経について

ここでは脳神経XI副神経を鰓弓神経に入れていますが、そうしない考え方も
あります。副神経の神経核は舌下神経と同様に脊髄にありますが、舌下神経
核よりも下方で脊髄を出た神経線維は上行し、大後頭孔から頭蓋内に入り、
その後脳神経として他の下位脳神経と一緒に頸静脈孔から頭蓋内を出ます。
XI副神経が支配する筋肉は胸鎖乳突筋と僧帽筋で、これらの筋肉はもともと
頭部の鰓のあたりにあった筋肉が前後に分かれて下に向かって降りてきた
ものと考えられるので、ここでは鰓弓神経に入れています。

5-6-6 頭部の自律神経系について

　頭部の副交感神経は脳神経（Ⅲ動眼神経、Ⅶ顔面神経、Ⅸ舌咽神経）の成分です。その走行は複雑で、神経節への入り方も入り組んでいます。

　また、交感神経は体幹部の交感神経幹から頸部を通り上がってくる必要があります。これは頸神経節で節後に乗り替わり、そこからの節後線維が血管に沿って頭蓋内に到達します。

→脳の副交感神経節とそこへの交感神経、副交感神経の入り方

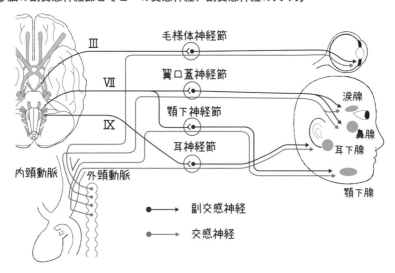

	副交感成分	交感成分	標的臓器
毛様体神経節	Ⅲ動眼神経から鼻毛様体神経を経て	内頸動脈の眼動脈から	瞳孔、毛様体
翼口蓋神経節	Ⅶ顔面神経の大錐体神経から上顎神経を経て	内頸動脈から深錐体神経を経て	涙腺、鼻粘膜
顎下神経節	Ⅶ顔面神経の鼓索神経から舌神経を経て	顔面動脈から	顎下腺、舌下腺
耳神経節	Ⅸ舌咽神経の小錐体神経から耳介側頭神経を経て	顎動脈から	耳下腺

5-6-7 頭蓋内の知覚について

　脳実質には知覚の受容器は存在しないとされています。ではなぜ、頭が痛くなるのでしょうか。

　それは脳をおおう硬膜、そして血管に知覚の受容器が存在するからとされています。これはほとんど三叉神経の支配を受けています。それが刺激あるいは伸展されることで痛覚の情報を伝えるとされており、これが頭痛と関係すると考えられます。

5-7 中枢神経系

5-7-1 外表構造

これについては Chapter 0 で述べました。

大脳皮質をもうすこし細かくわけたものとして、「ブロードマンの脳地図」が知られています。

→ ブロードマンの脳地図 (代表的な領野を示す)

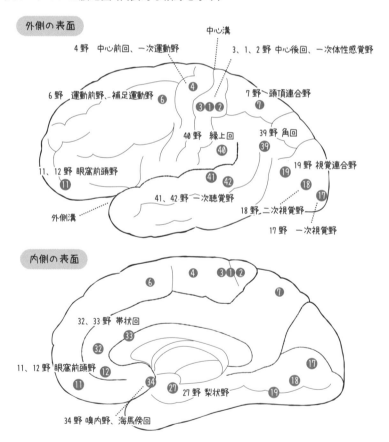

Column

ブロードマン

コルビニアン・ブロードマンは 1868 年生まれのドイツの医師で、1900 年にフランクフルトの病院 / 研究所でアロイス・アルツハイマーに出会い、アルツハイマーの影響で後の神経学・精神医学の基礎となる神経解剖学の研究に深い興味をもちました。その後ベルリンに移った彼は、フランクフルトで習ったニッスル染色を使って、領域ごとの細胞の層構造の違いから大脳皮質を細かく区切るという仕事を進めました。その結果は 1909 年に本として出版されています。ヒトの大脳皮質のナンバリングは領域ごとの機能的な違いを反映しており、現在でもそのまま使用できるものです。ニッスル染色だけで細胞層のささいな違いを見て詳細に分類するのは、決して簡単な仕事ではありません。それをここまで正確に行ったブロードマンは、称賛に値するものでしょう。

5-7-2 内部構造

　脳神経科学の難しさの１つに，「とにかくモノの名前がたくさん出てくる」というのがあると思います．ここでは「これだけは」というモノに絞って，覚え方とあわせて説明します．

→ 内部構造

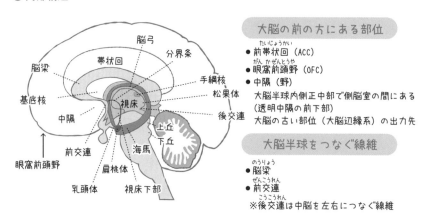

大脳の前の方にある部位

● 前帯状回（ACC）
● 眼窩前頭野（OFC）
● 中隔（野）
　大脳半球内側正中部で側脳室の間にある
　（透明中隔の前下部）
　大脳の古い部位（大脳辺縁系）の出力先

大脳半球をつなぐ線維

● 脳梁
● 前交連
※後交連は中脳を左右につなぐ線維

大脳皮質に埋もれている構造物

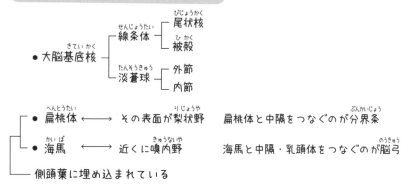

扁桃体と中隔をつなぐのが分界条

海馬と中隔・乳頭体をつなぐのが脳弓

間脳

- 手綱核（上部後部）　中隔から入力を受けて脳幹に出力する
  　　　　　　　　　　手綱核と中隔をつなぐのが視床髄条

- 松果体　　　　　　ホルモンを分泌し概日リズムに関係する
  （上部後部正中部）

- 乳頭体（腹側）　　　視床下部に近いが機能は関係ない

- 視床下部　　　　　食欲・睡眠・体温調節などホメオスタシスに関係する
  　　　　　　　　　（ホルモン分泌の制御・自律神経系の調節）

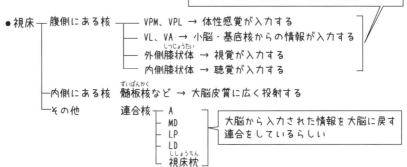

- 視床 ┬ 腹側にある核 ──┬─ VPM、VPL → 体性感覚が入力する
  　　　│　　　　　　　　├─ VL、VA → 小脳・基底核からの情報が入力する
  　　　│　　　　　　　　├─ 外側膝状体 → 視覚が入力する
  　　　│　　　　　　　　└─ 内側膝状体 → 聴覚が入力する
  　　　├ 内側にある核　髄板核など → 大脳皮質に広く投射する
  　　　└ その他　　　連合核 ┬ A
  　　　　　　　　　　　　　　├ MD
  　　　　　　　　　　　　　　├ LP
  　　　　　　　　　　　　　　├ LD
  　　　　　　　　　　　　　　└ 視床枕

下からの情報を特定の大脳皮質領域に上げる

大脳から入力された情報を大脳に戻す
連合をしているらしい

- 視床下核　大脳基底核につながる

中脳・橋・延髄

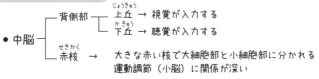

- 中脳 ┬ 背側部 ┬ 上丘 → 視覚が入力する
  　　　│　　　　└ 下丘 → 聴覚が入力する
  　　　└ 赤核 → 大きな赤い核で大細胞部と小細胞部に分かれる
  　　　　　　　　運動調節（小脳）に関係が深い

- 網様体　　　→　核のような明瞭な形をとらず細胞と線維がごちゃごちゃと集まり
  　　　　　　　　網状に見えるところ　中脳・橋・延髄にある

その他の核

- 下オリーブ核　→　延髄腹側にある大きな核
  　　　　　　　　　小脳と関係が深い

- 橋核　　　　　→　橋の腹側にちらばる核
  　　　　　　　　　大脳からのニューロンが橋核に投射し、橋核からは横橋線維を経て
  　　　　　　　　　小脳へ投射する

Chapter 5　神経解剖学

127

血管支配

　脳には2つの動脈系が入ります。

①**内頸動脈系**：内頸動脈の枝が頭蓋内に入り主に前側を支配します。

②**椎骨動脈系**：椎骨動脈の枝が頭蓋内に入り、脳幹と小脳、大脳の後ろ側を
　　　　　　　　支配します。

この2つの系が脳の底で交通枝でつながっています（が個人差が大きいです）。

1つのポイントは、椎骨動脈とその分岐は正中から傍正中、短回旋枝、長回
旋枝の3つのルートで中枢神経に血液を供給していることです。

　これは小脳でも一緒で、前下小脳動脈、後下小脳動脈、上小脳動脈が長回
旋枝にあたります。

➡ **それぞれの還流領域の区分**
（「●●動脈」の●●のみ示す）

➡ **椎骨動脈系と脳幹、脊髄**

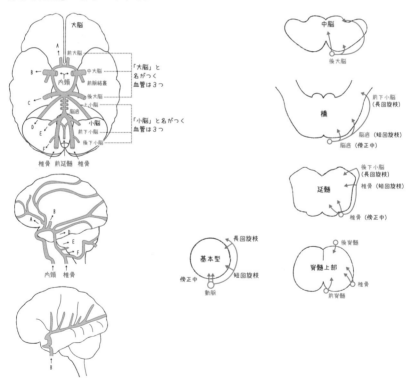

➡ 硬膜静脈洞

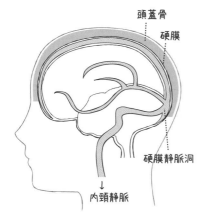

頭蓋骨
硬膜
硬膜静脈洞
内頸静脈

もう1つのポイントは、脳の静脈の出方は他の臓器と少し異なっていることです。神経管としてできた脳脊髄にはその表層側から動脈が侵入していきます。その後静脈は脳の表層に出ますが、集まって脳を包む膜である硬膜の間に挟まれた静脈洞と言う構造に流れ込み、最終的には頭蓋から内頸静脈として出ていきます。

　最後に1つ、大脳の動脈支配は脳血管障害を理解するのに大事なので、だいたいを頭に入れておいてください。中大動脈の枝であるレンズ核線条体動脈の枝の前脈絡叢動脈は、大脳からの重要な線維が通る部位です。前脈絡叢動脈は、心臓から上がっている内頸動脈の血流がその血圧を維持したまま内径が細くなり、脳の実質に入っていくため、高血圧の影響をもろに受ける血管でもあります。

➡ 大脳の断面と動脈支配

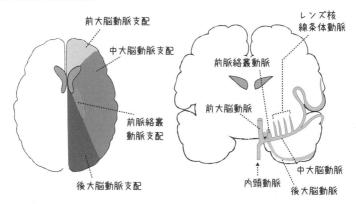

前大脳動脈支配
中大脳動脈支配
前脈絡叢動脈支配
後大脳動脈支配
レンズ核線条体動脈
前脈絡叢動脈
前大脳動脈
内頸動脈
中大脳動脈
後大脳動脈

Chapter 5　神経解剖学

脳の神経核と経路

　ここまで説明してきた脳神経について、中枢での核と経路の位置を、その他の主要な核とあわせてイメージをつかんでいきます。

　覚えだしたらきりがないですが、名前を聞いたときに「だいたいどの辺にあったかしら」と思い出せればいいと思います。

● **脳神経核**

　原則は　①体性覚と内臓覚で核の位置が変わる

　　　　　②体性覚の経路および核は触圧覚と温痛覚で変わる

　　　　　③運動神経は鰓弓由来と体節由来で核の位置が変わる

Ⅲ動眼神経	運動	動眼神経核
	副交感	動眼神経副核
Ⅳ滑車神経	運動	滑車神経核
Ⅵ外転神経	運動	外転神経核

—これらをつなぐ内側縦束(MLF)

Ⅴ三叉神経	運動	三叉神経運動核
	感覚	三叉神経脊髄路核
		三叉神経主知覚核
		三叉神経中枢路核
Ⅶ顔面神経	運動	顔面神経核
	感覚	孤束核 (こそく)
		三叉神経脊髄路核
	副交換	上唾液核
Ⅷ内耳神経	感覚	前庭神経核 (ぜんてい)
		蝸牛神経核 (かぎゅう)
Ⅸ舌咽神経	運動	疑核 (ぎ)
	副交換	下唾液核
	感覚	孤束核
		三叉神経脊髄路核
Ⅹ迷走神経	運動	疑核
	副交換	迷走神経背側核
	感覚	孤束核
		三叉神経脊髄路核
Ⅻ舌下神経	運動	舌下神経核

● 網様体

細胞体が核ほどはまとまらず存在する部分を網様体とよびました（4-1）。

外側、内側、正中に分けてだいたいの位置を見ておきましょう。

● 小脳に付随する核と構造物

前庭神経核、赤核、下オリーブ核、橋核があります。

● 小脳と脳幹をつなぐ3つの線維の束

上小脳脚、中小脳脚、下小脳脚。

● 小脳の中に埋もれている小脳核

室頂核、中位核、歯状核。

● 小脳に入る線維

脊髄小脳路。

● 上行性、下行性の経路

脊髄を通る経路は上行性（感覚）と下行性（運動）があります。

上行性は温痛覚（脊髄視床路）と触圧覚（薄束、楔状束、内側毛帯）に分けて

覚えましょう（ただし前底神経核から上行するものもあり）。

下行性は降りてくる中枢〔上丘（視蓋ともいう）、赤核、前庭神経核、網様体、小脳、

大脳〕で整理します。

● 神経調節系

縫線核（セロトニン）、青斑核（ノルアドレナリン）、腹側被蓋核、黒質（ドパミン）。

● 聴覚に関係する構造物

蝸牛神経核、台形体、上オリーブ核、下丘、外側毛帯。

● 視床に入ってくる線維

脊髄視床路、内側毛帯、視索。

● 視床から大脳皮質に上がる線維がつくる束

視放線、聴放線。

● 視覚の経路

視神経→視交叉→視索（→一部は上丘へ）→外側膝状体→視放線→一時視覚野。

● 聴覚の経路

蝸牛神経核→台形体→外側毛帯→下丘→内側膝状体→聴放線→一時聴覚野。

● 大脳皮質につながる線維の通り道

内包。

● 大脳から降りてくる線維

皮質脊髄路（錐体路）、皮質網様体路、皮質橋路。

➡ 構造物の出てくる断面でだいたいの位置関係

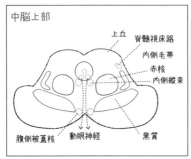

中脳上部

上丘
脊髄視床路
内側毛帯
赤核
内側縦束
腹側被蓋核
動眼神経
黒質

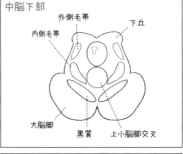

中脳下部

外側毛帯
下丘
内側毛帯
大脳脚
黒質
上小脳脚交叉

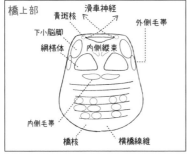

橋上部

滑車神経
青斑核
下小脳脚
外側毛帯
網様体
内側縦束
内側毛帯
橋核
横橋線維

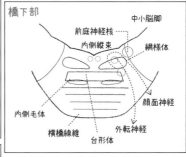

橋下部

中小脳脚
前庭神経核
内側縦束
網様体
顔面神経
内側毛体
外転神経
横橋線維
台形体

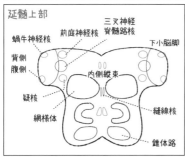

延髄上部

三叉神経
脊髄路核
蝸牛神経核
前庭神経核
下小脳脚
背側
腹側
内側縦束
疑核
網様体
縫線核
錐体路

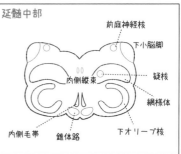

延髄中部

前庭神経核
下小脳脚
内側縦束
疑核
網様体
内側毛帯
錐体路
下オリーブ核

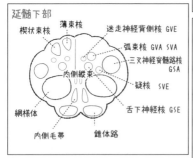

延髄下部

薄束核
迷走神経背側核 GVE
楔状束核
弧束核 GVA SVA
三叉神経脊髄路核 GSA
内側縦束
疑核 SVE
舌下神経核 GSE
網様体
内側毛帯
錐体路

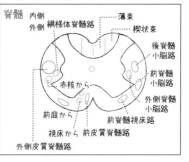

脊髄

内側
外側
網様体脊髄路
薄束
楔状束
後脊髄小脳路
前脊髄小脳路
赤核から
外側脊髄小脳路
前脊髄視床路
前庭から
前皮質脊髄路
視床から
外側皮質脊髄路

132

➡ 小脳を背側から見た区分と小脳核の位置

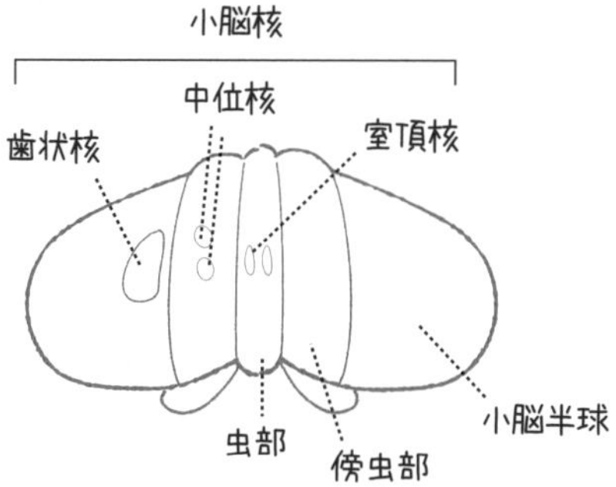

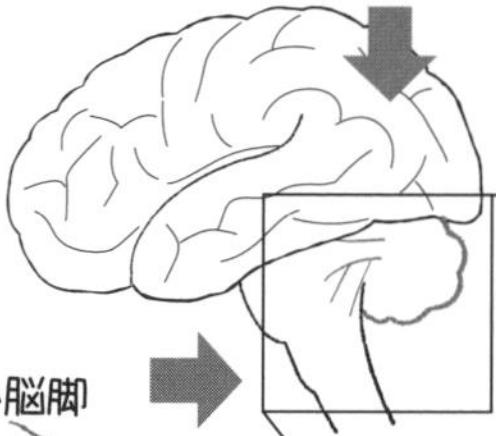

小脳核

歯状核　中位核　室頂核

虫部　傍虫部　小脳半球

➡ 腹側から見た小脳

虫部

小脳脚

上　下　中

小節　片葉

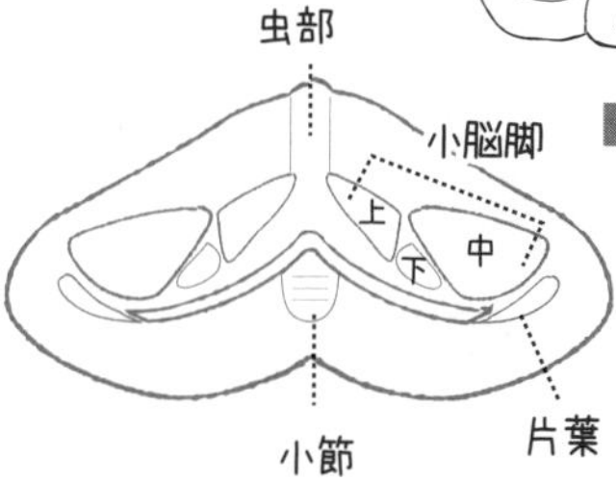

➡ 横から見た小脳と小脳脚

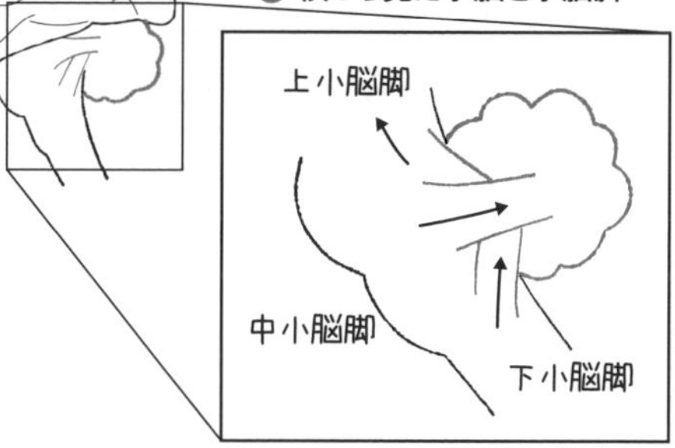

上小脳脚

中小脳脚　下小脳脚

片葉
小節
虫部
傍虫部
小脳半球

進化的に古い小脳

↓

新しい小脳

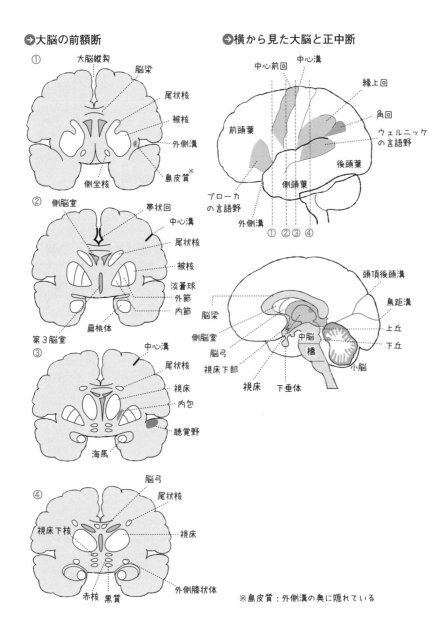

⊙大脳の前額断

①
- 大脳縦裂
- 脳梁
- 尾状核
- 被核
- 外側溝
- 島皮質※
- 側坐核

②
- 側脳室
- 帯状回
- 中心溝
- 尾状核
- 被核
- 淡蒼球
- 外節
- 内節
- 扁桃体
- 第3脳室

③
- 中心溝
- 尾状核
- 視床
- 内包
- 聴覚野
- 海馬

④
- 脳弓
- 尾状核
- 視床下核
- 視床
- 赤核
- 黒質
- 外側膝状体

⊙横から見た大脳と正中断

- 中心前回
- 中心溝
- 縁上回
- 角回
- ウェルニッケの言語野
- 前頭葉
- 後頭葉
- 側頭葉
- ブローカの言語野
- 外側溝
- ① ② ③ ④

- 頭頂後頭溝
- 鳥距溝
- 上丘
- 下丘
- 脳梁
- 側脳室
- 脳弓
- 視床下部
- 視床
- 下垂体
- 中脳
- 橋
- 小脳

※島皮質：外側溝の奥に隠れている

5-7-5 脊髄を通り上がる／降りる経路

→上行系

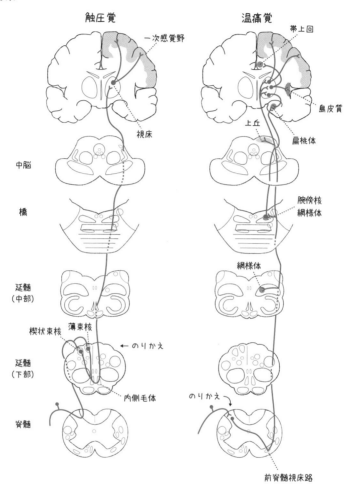

触圧覚

温痛覚

帯状回

一次感覚野

島皮質

視床

上丘

扁桃体

中脳

橋

腕傍核
網様体

網様体

延髄
（中部）

楔状束核

薄束核

←のりかえ

延髄
（下部）

内側毛体

のりかえ

脊髄

前脊髄視床路

　温痛覚は大脳の一次感覚野に上がりますが、それ以外にも上丘などさまざまな領域に投射します。特に縫線核、腕傍核（れんぼうかく）、網様体、扁桃体、島皮質，帯状回に入力し、これらは痛みの伴う情報処理に関係するとされています。

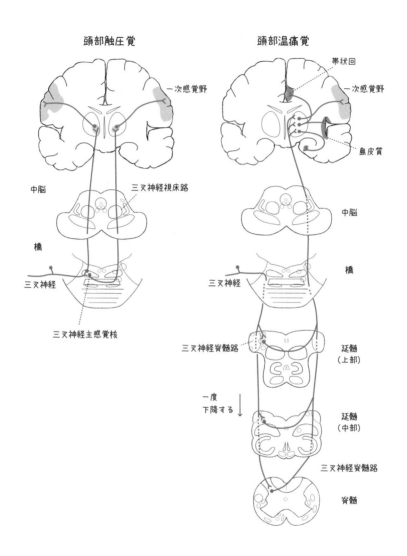

頭部触圧覚

頭部温痛覚

一次感覚野

帯状回

一次感覚野

島皮質

中脳

三叉神経視床路

中脳

橋

橋

三叉神経

三叉神経

三叉神経主感覚核

三叉神経脊髄路

延髄
（上部）

一度
下降する

延髄
（中部）

三叉神経脊髄路

脊髄

頭部の温痛覚も情動に関係する領域にも入力します。

●前庭系

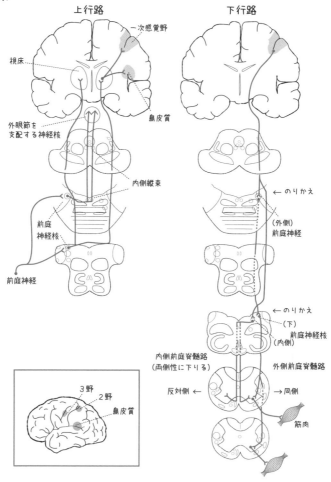

上行路　　　　　　　　下行路

一次感覚野

視床

外眼筋を
支配する神経核

島皮質

内側縦束

前庭
神経核

前庭神経

←のりかえ

（外側）
前庭神経

←のりかえ

（下）
前庭神経核
（内側）

内側前庭脊髄路
（両側性に下りる）

外側前庭脊髄路

反対側←　　　　　　→同側

筋肉

3野　2野

島皮質

　前庭神経系からの平衡覚の入力は視床を通じて大脳皮質に上がります。感覚野および島皮質（古い皮質）にも情報が上がります。

　さらに前庭神経核と外眼筋を動かす3つの脳神経核や頸部の筋肉を縦につなぐ内側縦束とよばれる経路があり、これは上行性・下行性の両方の線維が含まれます。

　大脳皮質からの指令が前庭神経核に入り、それを受けて前庭神経核から脊髄の運動神経細胞に指令が降ります。内側の経路と外側の経路があります。

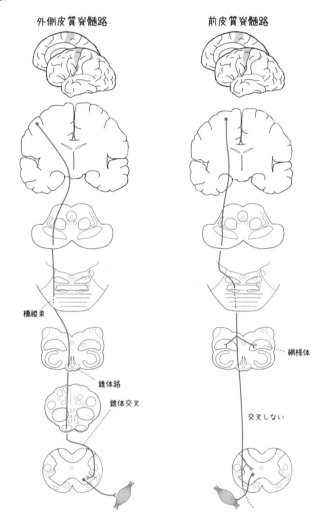

外側皮質脊髄路

前皮質脊髄路

橋縦束

網様体

錐体路

錐体交叉

交叉しない

　大脳の運動野から脊髄の運動神経細胞に指令を下ろします。ほとんどの指令は延髄で交叉する外側皮質脊髄路を形成します。一部のものは交叉せず、前皮質脊髄路を形成します。

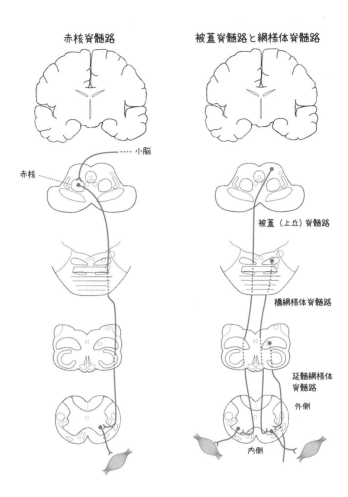

赤核脊髄路　　　　　被蓋脊髄路と網様体脊髄路

小脳

赤核

被蓋（上丘）脊髄路

橋網様体脊髄路

延髄網様体
脊髄路

外側

内側

　赤核には反対側の小脳から情報が入ります。赤核は脊髄の運動神経細胞に
指令を降ろします。主に屈筋を刺激します。

　視蓋（上丘）には視覚情報が投射されます。それにもとづいて視蓋（上丘）
から脊髄（主に頸）の運動神経細胞に指令を降ろします。

　網様体は入力された情報にもとづいて脊髄の運動神経細胞に指令を降ろしま
す。内側と外側の網様体脊髄路があります。

5-7-6 交叉経路と非交叉経路

　ここで皆さんを悩ませるのは交差（クロス）、非交差（アンクロス）の違いです。経路によってクロスしたりアンクロスだったりまったくわけがわからない。

　ここではざっくり単純に説明しておきます。

　私たちの感覚系は脳のどこかに自分の体と外界の位置情報を何らかのマップとして形成し、そこで例えば視覚と体性感覚とを統合するしくみが必要となります。このしくみの存在は例えば逆さ眼鏡をかけて生活してみるとわかります。しばらくそうやって生活していると視覚で見えている方向に手を動かそうとすると、手は反対に動いてしまいます。これは本来の体性感覚であるべき位置と視覚の位置とが入れ替わっているからです。

　視覚情報はどのように入ってくるでしょうか。眼はもともと両外側に存在します。その位置情報を単純に脳にそのままの位置関係でマップにするには、それぞれクロスさせて脳の反対側に入れたほうが両側の情報を統合して1つのマップにしやすい。そのためか視覚情報は反対側に入ります。これに体性感覚を合わせる必要があるわけです。

➔ 視覚情報は脳の反対側に入る

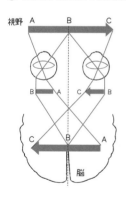

　そうすると体性感覚をどこかでクロスせねば視覚情報とあわない。したがってその帳じりをあわせるために、温痛覚は入ってきた位置で反対側にクロスします。これはもともと痛覚などに反射的に反応するには、反対側の筋肉を収縮させるのが一番効率的と考えられるからかもしれません。それに対して触圧覚は上にあがってから視覚に合わせるために渋々延髄の辺りでクロスします。

　小脳はそれとは別に情報をもらって、計算して、もと来た場所に戻すということをしています。ここには視覚情報そのものは入らない（眼の位置情報は入りますが）。したがってそのまま同側から入れて同側に返すか、ダブルクロスしてやはり同側に入れるということをします。

それでは出力の方はどうでしょうか。

視覚情報が入る、つまりひっくり返ったマップが存在する大脳皮質や上丘からの出力はクロスすることになります（それぞれ皮質脊髄路、視蓋脊髄路）。

同様に脳幹にもマップがあるとされていますが、これは視覚情報が入らない。とするとこれは皮質や上丘とは違い反対の同側のマップになっている。であるならばここら辺りから降りる前庭脊髄路や網様体脊髄路はクロスする必要がない。しかし皮質から前庭神経核や網様体につなぐときはマップがひっくり返っているのだから皮質網様体路はクロスした方がいい。

小脳のマップは大脳皮質とは逆のはず。したがって小脳から大脳に出すときには反対側の赤核に出してそのまま上げればいい。その赤核から脊髄に下ろすには先にクロスしたのを脊髄にまた合わせないといけないので、赤核脊髄路はクロスしないといけない。

要するにマップが位置情報に対してどちら側（同側 or 反対側）に形成され、そこからどうやって一致する位置に出力するかを考えてやればクロス／アンクロスの不条理も少しは理解できるかもしれません。

➡視覚情報と体性感覚をあわせるにはどこかでクロスしないといけない

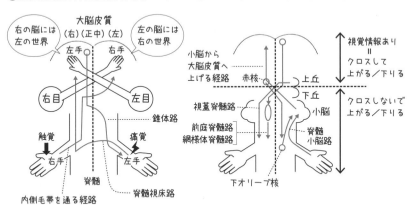

左手の痛みに反応して左手を動かすには
右の大脳皮質からクロスして指令を
下ろさないといけない

神経科学はフランスからドイツへ

神経科学はヨーロッパで発達したわけですが、どこで発達したかはその国、地域の力の歴史と非常に関係が深いです。

ヨーロッパの神経科学は、オーストリアのウィーン、ドイツ南部のハイデルベルクなど、フランス南部（当時はドイツだったりフランスだったり）、スイスを中心とした地域と、プロイセンのベルリン、ボンなどのドイツ北部を中心とした地域に大きく分けられます。この2つの地域はいかにも張り合っているような感じで入り交じりながら神経科学は発達していきます。宗教的にもこの2つは違いますし（カトリックとプロテスタント）、大ドイツ、小ドイツの違いにもつながります。

ウィーンにはマイネルト（1833-1892）を中心とした病理学と神経学が発達し、スイスのチューリッヒには神経解剖学が発達します（東北帝国大学の布施現之助の活躍したところ）。ドイツのハイデルベルクにはウイルヘルム・ハインリッヒ・エルプ（1840-1921）、エミール・クレペリン（1856-1926）、フランツ・ニッスル（1860-1919）、アロイス・アルツハイマー（1864-1915）など、神経学、精神学の巨人たちがいます。また、ドイツの北部ではモーリッツ・ハインリッヒ・ロンベルク（1795-1873）やカール・ウェストファール（1833-1890）らが有名です。おもしろいのはドイツ北部と南部を行き来したルドルフ・ウィルヒョウ（1821-1902）で、彼はもともとベルリンで出世するのですが、そこで政争にやぶれ南のビュルツブルクに移ります。そこで業績を上げてベルリンにまたカムバックを果たします。

また、その当時オーストリア領だったチェコにはヤン・エヴァンゲリスタ・プルキニエ（1787-1869）がいます。彼は愛国心の強い男でチェコのプラハにとどまります。プラハは当時神経科学が盛んだった場所でもあります。そこで有名なのがピック病のアーノルト・ピック（1851-1924）です。彼は神経病理研究所の所長として認知症の1つのタイプであるピック病（タウオパチー）を記載します。

さらにその当時有名な神経研究所があったのは現東ドイツのブレスラウ大学ですが、そこの所長の座を争ったのがアルツハイマーとピックです。ピックの方が年上で業績もあったようですが、アルツハイマーはアルツハイマー症例の報告により、一躍有名となり、彼がその所長に選ばれました。アルツ

ハイマー病は側頭葉の萎縮が中心ですが、ピック病は前頭葉の萎縮を特徴とします。フランスには先に述べたパリのサルペトリエリ病院がありました。このようにヨーロッパは神経科学の盛んな時期があったのですが、その後、フランスの政情、ドイツの2度にわたる戦争、オーストリアの衰退などにより、神経科学の表舞台は米国に移ります（p.221 に続く）。

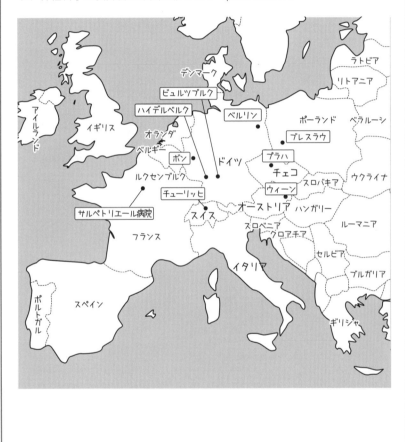

Chapter 6

中枢神経系の情報処理と機能

ここから先は中枢神経系の勉強となります。ここでは名前や場所を覚えるよりはむしろ基本ルール、情報処理のルールを理解することに重点を置いています。ヒトの脳を理解することを目的にしているので、なるべく簡単にまとめるために無理矢理こじつけたようなところもあります。それを頭に置いたうえで受講してください。

6-1 基本ルールを理解しよう

基本ルール1 必ず「入力―情報処理―出力」になっています
情報処理部位の代表が大脳や脳幹網様体です。

基本ルール2 進化の過程で古くからあった「入力―情報処理―出力」
のモジュールに新たにモジュールが足されていきます

したがってそれをごっちゃにせずに、それぞれのモジュールについて基本
型を探しましょう。

➡ 新しいモジュール（上）と古いモジュール（下）

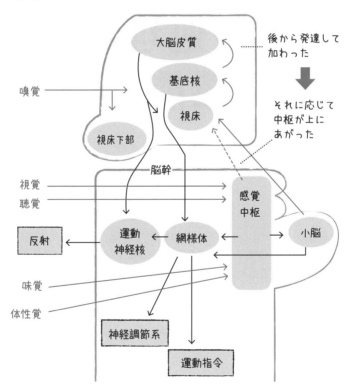

基本ルール3　脊髄は分節構造をしています

→ 脊髄の基本型

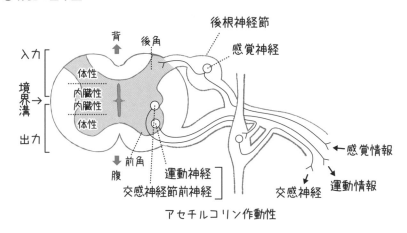

基本ルール4　脳幹は脊髄を背側で切って開いた形になっています

→ 脳幹の基本型（脊髄と比較してください）

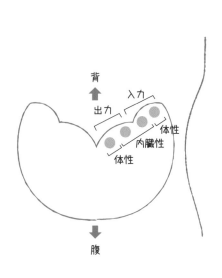

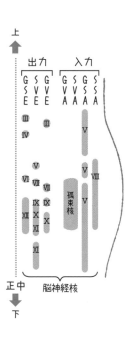

脳神経核は縦方向に成分ごとに整然と並んでいます。

出力は核（体性あるいは内臓性）を使います

　ただし、中脳より前には脊索がなく、脊索に誘導される運動神経核（出力核）はつくられませんので、その部分での出力は以下の3通りになります。

①下位の運動神経核あるいは情報統合系（＝脳幹網様体、6-2-7で解説）に指令を降ろす。

②神経調節系を通じて脳全体のトーンを変える（反応性を上げ下げする）。

③視床下部から自律神経系あるいはホルモンを通じて行う。

入力-情報処理-出力
のセットで考えてみよう

6-1 の基本ルールを念頭にいろいろな情報処理の基本型を古いモジュール、新しいモジュールを分けながらおさえてみましょう。

6-2-1 まず反射系

入力が入り、脊髄などを介してダイレクトに出力（体性運動核）につながる形です。入力に対して、最適な運動を選んで（＝情報処理）、出力する、単純な過程です。

⮕ 腱反射の例

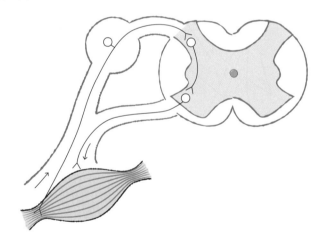

筋肉が引っ張られたという情報が後根から脊髄に入り、脊髄の中の回路を通じて、運動神経細胞を刺激して、前根から出た運動指令が筋肉を収縮させます。

6-2-2 視覚、聴覚、体性感覚について

大脳皮質が発達する前の生物（例えばヤツメウナギ）を想定してみましょう。
①視覚は上丘へ入力し、そこから運動制御系が下に降り体性運動核に入ります。この経路は2つ知られてます。

・視蓋脊髄路
・上丘→網様体→網様体脊髄路
②聴覚は音源情報が下丘に入り、そこから下に降り体性運動核に入ります。
③体性感覚は脳幹を経て上丘のあたりに入り、そこで視覚と統合され下に降り体性運動核に入ります。

➡ 進化的に古いものと新しいものを混ぜて図示した
　仮想的な視覚、聴覚、体性感覚の情報処理

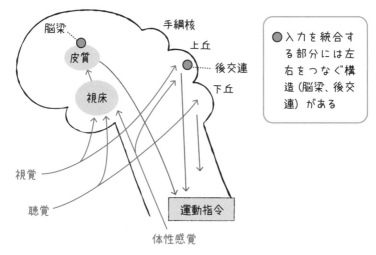

これらは外界がどうなっているかを感知してそれに対して反応する形になっています。

進化につれ（例えば哺乳類）、大脳皮質が発達し、視覚、聴覚、体性感覚が視床を通して大脳皮質に入り統合され、位置情報のマップ（外界に対する自己の位置）が形成され、マップにもとづいた指令が下に降りるようになります。

こうなると、外界に対して自分の位置をはめ込んで外界の様子と自分の内部の様子を統合して考えて反応するような形になります。

つまり、感覚の処理にかかわる部位は、例えば視覚の場合は上丘と大脳の視覚野などのように、新旧のモジュールがレイヤーを形成していて階層性があるということです。私たちは進化の過程で今まで存在していたものの上に新しいものを足していくので、逆に言うと古い系を無視できない形になっています。

6-2-3 味覚について

味覚の認知にもいくつかのレイヤーがあります。

①味覚は脳幹の孤束核に入り、そこからさらに脳幹網様体に入る（まずいものはすぐ吐き出せるように）。

②そこから上がると扁桃体に入る（「なんだ情報」）。

③そこから視床下部に下ろして脳全体のトーンを変える。

④さらに進化すると視床から大脳皮質の中でも古い島皮質に入る。

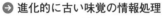 進化的に古い味覚の情報処理

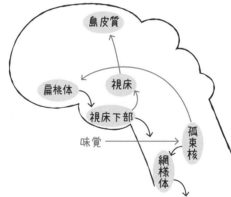

6-2-4 嗅覚は視床を介さない

　上記のように大脳皮質が発達すると感覚は視床を通じて脳皮質に入るようになりますが、嗅覚は最初から大脳皮質に入るため、視床を介しません。

→ 進化的に古い嗅覚の情報処理

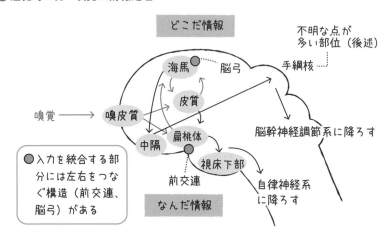

　大脳での情報処理の基本型がここにあります（辺縁系として残っています）。

①嗅覚の情報は「なんだ情報」が扁桃体で処理され、自律神経系や手綱をへた調節系につながり、情動を司ります（腹側経路）。

②他の感覚とも統合された「どこだ情報」は海馬で処理されます（背側経路）。

③「なんだ情報」と「どこだ情報」が統合され、中隔から手綱核に送られて、そこから出力が脳幹にある神経調節系に送られます。

⤷ 終脳の基本型の位置関係 (前から見た図)

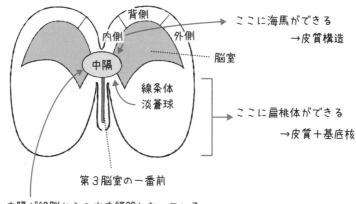

背側

内側　外側

ここに海馬ができる
→皮質構造

中隔

脳室

線条体
淡蒼球

ここに扁桃体ができる
→皮質＋基底核

第3脳室の一番前

中隔が終脳からの出力経路となっている

　この状態から大脳皮質が異様に発達し、古い部分の位置を大きく変化させて包みこんでしまいました(3-1-6)。それプラス大脳皮質からの運動制御系(皮質脊髄路) も発達します。この基本型については 6-6 で後述します。

6-2-5 小脳について

　小脳には運動に関係する情報が入り運動調節の情報を返します。進化的に3段階に分けて発達したと考えます。

①前庭小脳：前庭神経核から体の位置情報と眼球の位置情報が入り、それを前庭系、眼球運動に戻します。

②脊髄小脳：脊髄から体の姿勢、バランス情報が入り、それを脊髄への運動調節として戻します。

③大脳小脳：大脳から (運動) 指令情報が入り、大脳に計算の結果を戻します。

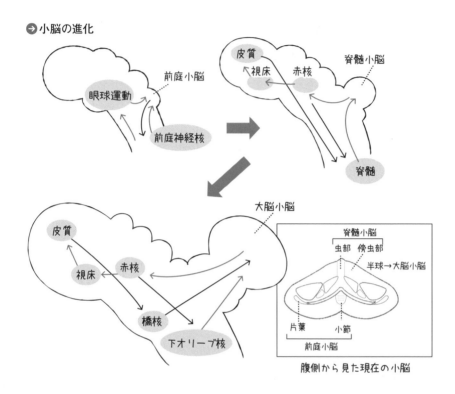

→ 小脳の進化

前庭小脳
眼球運動
前庭神経核

皮質
視床　赤核
脊髄小脳
脊髄

大脳小脳
皮質
視床　赤核
橋核
下オリーブ核

脊髄小脳
虫部　傍虫部
半球→大脳小脳
片葉　小節
前庭小脳

腹側から見た現在の小脳

　この場合の基本型は次のようになります。

①小脳に入る情報は小脳前核から入ります。小脳前核（橋核、下オリーブ核
　など）は小脳への入力核として発達しました。

②小脳から出る情報は小脳核から出ます。

③赤核は小脳からの出力核として発達しました。

視床下部

　視床下部は間脳の腹側の部位で、ホメオスタシスのコントロールに重要です。下垂体ホルモンの分泌調節により、脳からの出力（運動コントロールを介したもの以外）として機能します。ここにも入力—情報処理—出力の基本型があります。

　3つの部位に分けます。情報は外側から入力し、内側から出力するのが基本型です。

①正中部：下垂体前葉ホルモンの調節
②内側部：下垂体後葉ホルモンの調節、自律神経核への出力
③外側部：他の部位から入力してくる情報の処理、睡眠・覚醒・摂食・体温
　　　　　調節中枢

　なお位置は近いですが、乳頭体は海馬の出力核で視床下部とは関係ありません。

⬤ 視床下部

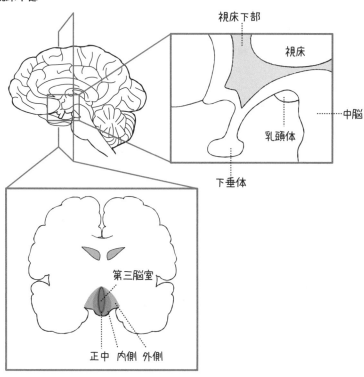

脳幹網様体

脳幹での情報処理部です。古い脳で、かつてはここで情報処理して降ろしていたと考えられますが、そこに上から大脳皮質の調節が入ってくるようにもなっています。

➔脳幹網様体

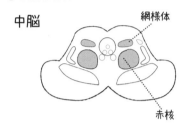

中脳

網様体

赤核

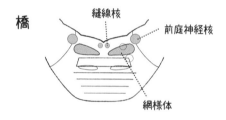

橋

縫線核

前庭神経核

網様体

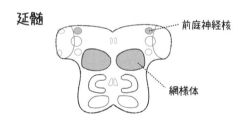

延髄

前庭神経核

網様体

もともと、反射のようなある程度決まった一連の運動のパターンを指令する中枢がいくつかあります。大脳皮質とは関係なしに運動指令を出すこともできますし、大脳皮質が脳幹網様体に指令を降ろして運動を抑制することもできます。例えば呼吸運動（吸気と呼気のくり返し）や嚥下運動（ものを飲み込む）、あるいは咳反射、吐き出す反射。このような運動はある程度は意識してコントロールできるものもありますが、動き出すと後はまったく制御できないのが普通です（呼吸運動はある程度の時間吸ったり吐いたりはできるが、ある程度をすぎると自然にそれと反対の運動が始まってしまう）。このような一連の筋肉を動かすパターンジュネレーターが脳幹網様体に存在します。

また脳幹網様体には感覚も入力し、その情報処理から運動につなげています。5-7-5で痛覚が網様体に入力することを説明しました。味覚は延髄の孤束核に入力しますが、まずいものはすぐ吐き出せるように、嘔吐中枢が脳幹網様体にあります。前庭覚（体のバランス）は前庭神経核に入力しますが、反射的に体のバランスを保つには前庭神経核からの指令だけでなく、脳幹網様体から脊髄に降ろす出力も使います。また内臓感覚は孤束核に入力しますが、

出力は網様体から自律神経系へつながると考えられます。6-3 で述べる神経調節系の核もありますし、大脳皮質賦活系（6-7-2 で説明します）もあります。

　脳幹網様体も視床下部と同様に、やはり3つに分けます。情報は外側から入り、内側から出る基本型が残っています。

①正中部：例えば橋では縫線核〔セロトニン（5-HT）を出します〕

②内側部：出力部

③外側部：感覚受容部、入力が入り、処理して、出力部に渡します

　脳幹網様体での運動調節は次のように行われます。

①中脳では、内側 / 腹側に発達した赤核、外側 / 背側に中脳網様体

②橋では、外側 / 背側寄りに橋網様体

③延髄では、内側 / 腹側に延髄網様体、外側 / 背側に前庭神経核があって、

④内側にある構造が屈筋を働かせ、外側にある構造が伸筋を働かせます。

　主に中脳を損傷して生じる除脳硬直、大脳皮質を破損して生じる除皮質硬直という状態が、このパターンを理解する手がかりになります。下の図の破線の高さで障害された場合、大脳皮質からそれぞれの部位への制御が外れることにより、それぞれの部位が活動する結果、図のような症状を示します。

→ 赤核・脳幹網様体・前庭神経核による上下肢の運動調節と大脳皮質からの支配

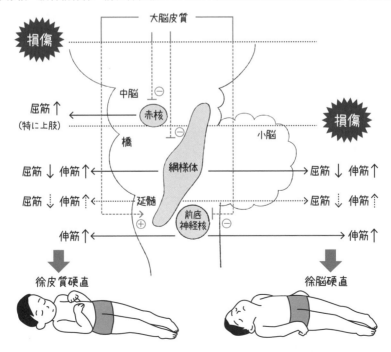

6-3 神経調節系を考えよう

　脳幹から終脳にかけて神経調節系が並んでいます。これらは大脳皮質、基底核、視床下部、脳幹に広範囲に線維を分布させて、典型的なシナプス伝達を介さずに脳の広い領域のトーンを変えることができる、重要な出力系です（2-6）。入力はさまざまな部位から入りますが、よくはわかっていません。

⮕ **神経調節は重要な出力系**

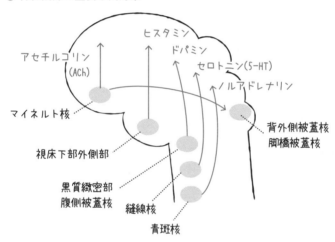

　神経調節系にかかわる分子は「多くがアミン」と考えると無理なく覚えられます（7-5-1）。次の表の上から5つはアミンと考えてもいいと思います。
　神経ペプチド（オレキシン、オキシトシン、バソプレシン）もかかわっています。

神経調節分子とその機能と出力を担う細胞

ノルアドレナリン	覚醒、注意、記憶、痛み、ストレス	青斑核
セロトニン （5-HT）	覚醒、感覚情報処理、ムード、情動	縫線核
アセチルコリン （ACh）	モチベーション、学習、記憶	マイネルト核
ヒスタミン	覚醒	視床下部外側部
ドパミン	モチベーション、運動調節、記憶、 学習	黒質緻密部、腹側被蓋核
オレキシン	睡眠、覚醒、摂食	視床下部
オキシトシン／ バソプレシン	社会性行動、感覚情報処理、攻撃性	視床下部

　神経調節系は睡眠、覚醒、報酬系、運動調節に重要で、ストレス応答に関与します。そして神経調節系は薬の標的になっています（詳しくは Chapter 7 で）。

● 睡眠、覚醒の調節について

　睡眠と覚醒はオレキシンニューロンによる神経調節を介したシーソーで調節されています。

オレキシンによる神経調節

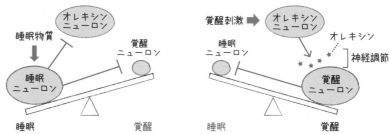

　大脳の覚醒には、大脳皮質賦活系（6-7-2 で詳しく見ます）が関係します。脳幹網様体にある神経調節系の核から大脳皮質に投射して、大脳を賦活化（活性化）させる上行系のことです。

● 報酬系について

　報酬系とは報酬へのモチベーションを示すこと、快悪や喜び感を示すことにかかわる神経回路のことです（**6-4-3**、**6-6-7**）。連合学習、強化学習、古典的条件づけにもかかわり、薬物依存にも関係します。神経調節系のドパミンが重要な働きをしています。

● うつ、気分障害について

　うつ病は気分障害で、抑うつ気分、興味・喜びの喪失を主徴とする精神疾患であり、さまざまな原因によって生じる抑うつ状態を含む症候群と言うべきものです。気分とは定義の難しい概念ですが、持続する感情の状態を示すため、脳の広い領域に影響を与える神経調節系で制御されている可能性があります。ストレスをきっかけにして気分障害、うつの状態になると考えられ、遺伝環境要因によるストレスへの感受性が関与しているようです。有病率は高く、気分障害にはうつを示す単極性障害と、そううつをくり返す双極性障害とがあります。現在用いられている薬のほとんどがセロトニン、ノルアドレナリンの神経伝達を促進するので、うつ病はモノアミンの異常と考えられています（**7-6-5**）。

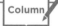

オレキシンと二人の櫻井武

オレキシンを発見された現筑波大学の櫻井先生は筆者と同姓同名で、よく間違えられます。論文の問い合わせ、査読の依頼、学会の座長の依頼、はては原稿料の源泉徴収票の送り間違いなど、笑い話に事欠きません。とある会議では顔を見ているにもかかわらず、もう一人の櫻井武先生（オレキシンの方）として紹介されたこともあります。

大脳（終脳）の基本ルールをみてみよう

大脳は進化の過程で異常に発達した領域のためにわかりにくくなっていますが、必ず基本ルールは保たれています。ここでは大脳の基本ルールをみてみましょう。

6-4-1 大脳の基本型と入出力

大脳ルール1　大脳皮質（新しい方）と辺縁系（古い方）の動作原理は同じ

大脳（終脳）は背外側に異常に発達した大脳皮質と、もともとあった古い脳である辺縁系がその深部にあると考えると、わかりやすいと思います。もともと辺縁系で使われていた作動原理がそのまま大脳皮質にも適応されます。

➡ **大脳の皮質・辺縁系・基底核**

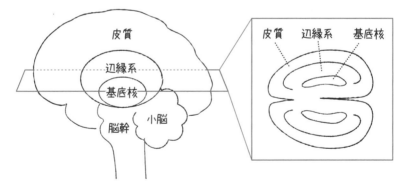

大脳ルール2　入力 - 情報処理 - 出力の基本型は同じ

くり返しますが、基本型は入力が入り、出力として出すという形です。

出力系には3つあります。

①下位の運動系に降ろす

②神経調節系を通じてトーンを変える

③自律神経系あるいはホルモンを通じて行う

6-4-2 大脳皮質での情報処理

　大脳皮質は皮質－皮質のつながりと皮質－皮質下（基底核・視床・脳幹）とのつながりがあります。

皮質ルール1　**大脳皮質は6層構造で上に入った情報が下から出力される**

　まず、大脳皮質内での情報処理を考えてみましょう。

　大脳皮質は基本6層構造になっていて（3-2-3）、層構造に入力出力の特異性があります。

➡ 大脳皮質6層

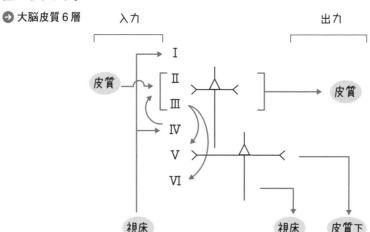

　大脳皮質は縦方向につながったカラム構造になっていて、上層に入った情報が処理されて下層に伝わり出力されます。6層の名前は上からⅠ分子層、Ⅱ外顆粒層、Ⅲ外錐体細胞層、Ⅳ内顆粒層、Ⅴ内錐体細胞層、Ⅵ多形細胞層となっています。情報は視床からⅣあるいはⅠに入力します。Ⅳの情報はさらに上層のⅡ/Ⅲに入りそこから皮質へ出力されるか、Ⅴ/Ⅵ（出力用の層）に降ろされそこから皮質下へ出力されます（この情報処理の詳しい過程はわかっていないし、皮質内の結合による情報処理もよくわかっていません。上の層の細胞ほど発生学的に新しいということは、新しく上位に情報処理モジュールが足されていったと考えることができるかもしれません）。

皮質ルール2　**背側で「どこだ」、腹側で「なんだ」情報を処理する**

　皮質では背側に「どこだ情報」が、腹側に「なんだ情報」が、それぞれ入り、情報処理されます。辺縁系でその原型をみてから（6-4-3）、感覚のところでまた詳しく解説します（6-5）。

皮質ルール3 皮質→基底核→視床→皮質のループがある

次に皮質 - 皮質下のつながりについてです。大脳皮質には下から視床を介して情報が入ります。それを大脳基底核に降ろして再び視床に渡し、さらに大脳皮質に戻すというループがあります。そこでなされた情報処理の結果を最終的な出力として出します。

➡ 位置関係の確認

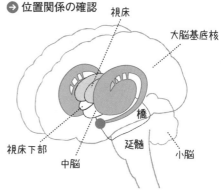

視床 / 大脳基底核 / 橋 / 延髄 / 小脳 / 視床下部 / 中脳

皮質ルール4 大脳基底核で強化学習が行われる

このループの途中の基底核のところで神経調節系のドパミンが入り、この回路を強化できます（強化学習）。むずかしい言葉でいうと「予測誤差が最小のところでドパミンが分泌されることにより強化される」ということなのですが、この強化学習の系は運動学習にも使われていますし、報酬系でも使われています（6-6-7）。

皮質ルール5 末梢からの入力なしにループが回せるようになる

このループが一度回りだすと、下からの情報が視床に入らなくなっても回せるようになります。この過程で視床からの情報の S/N 比が上がるとされています。

下からの情報なしで大脳皮質の中だけで思考できることが、思い違いや妄想にもつながる可能性があります。

➡ 大脳皮質の情報処理のループ

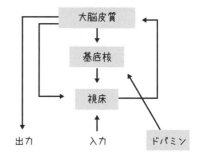

大脳皮質 / 基底核 / 視床 / 出力 / 入力 / ドパミン

皮質ルール6 局所回路どうしが連絡しあい、より高度な処理が行われる

大脳皮質の領域ごとに情報処理の機能分担があります。大脳皮質内に形成される局所回路が皮質内の他の領域に形成される局所回路とつながって、より複雑な情報処理が行われます（3-3-6）。

大脳辺縁系の情報処理

辺縁系には大脳（終脳）における情報処理の原型があります。

➡ 細かいことはどうでもいいので大まかな感じをつかんでください。

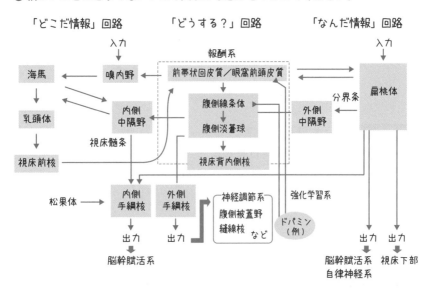

①「どこだ情報」回路と「なんだ情報」回路で処理された情報が報酬系の「どうする？」回路に入ります。それにもとづいて情報処理がされて意思決定がされます。その結果が出力されます。

②そこにドパミンによる調節系が加わった強化学習系が付加されています。

③ドパミンは「どうする？」回路の先にセットされている行動のモジュールの選択肢のなかから、最適と考えられるものを選択するところにかかわっていると考えられます。

　こういった基本型が使われているので、大脳皮質、運動学習でも基底核のところでのドパミンによる強化学習の系が必ず付加されています。

　入ってきた感覚情報が「どこだ情報」と「なんだ情報」として処理され、それが統合され、それをもとに運動のプランニングをし、その結果を運動指令として出すというのが大脳の神経系の基本型となります。

6-4-4 海馬での情報処理

　海馬の皮質内での情報処理を大脳皮質のそれと比較すると、海馬は3層に見えますが、さまざまな部位にわたった5層構造（**6-4-2**参考）に相当するとも考えられます。

● 海馬の発生

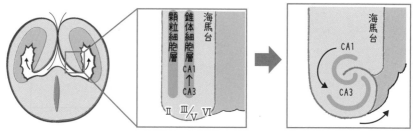

　海馬の基本は、位置情報が入ってそれを記憶としてどこかへ貯蔵する回路になっています。

　入力は嗅内野とよばれる海馬近傍の大脳皮質領域から、歯状回の顆粒細胞層に入り、そこから錐体細胞層に入れてそれを水平方向に伝えていって、最後にCA1あるいは海馬台の錐体細胞から出力するという形になります。その過程で、あるシグナルとあるシグナルが同時に入ると増強されるという現象が、記憶として脳の他の位置（はっきりわかっていません）に貯蔵されます。次に同じシグナルが入るとこの回路が動き、どこかに蓄えてある記憶が想起されるということです。

　海馬台から出ていく方は、脳弓を経て乳頭体、そしてそこから視床の前核を経て帯状回に入り、そこから海馬の横にある傍回に入り、最終的に嗅内野に帰ってくるという、有名なパペツの回路になります。

　CA1からにしても海馬台からにしても、結局もとのところに情報を戻してそれを比較するというのが計算の基本のようです（足し算か引き算かはわかりません）。

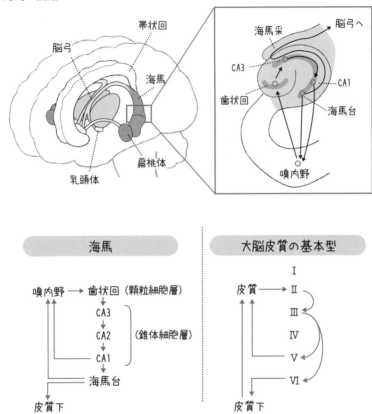

→ 海馬の回路

● **場所細胞、グリッド細胞**

　2014年のノーベル生理学・医学賞が、私たちの空間認識に関与している細胞（場所細胞・グリッド細胞）の発見に贈られました。海馬にはある特定の場所（例えば自分の部屋、教室、お気に入りのカフェ…）に来た時に発火する細胞があり、これを場所細胞と呼びます。また海馬に隣接する脳領域の嗅内野に、その場所の空間をグリッド状に仕切ってその1つひとつに反応するグリッド細胞があります。これらの働きにより、海馬は空間の特定の場所の認知にもかかわっています。

6-4-5 扁桃体での情報処理

　扁桃体は「なんだ情報」が入力してその価値判断を出力します。もともと
は自律神経系、視床下部、あるいは間脳の後上部にある手網核（中隔を経て
つながる）を介した脳幹の神経調節系への出力が主で、すばやく体を入力情
報に対応させるように準備します。扁桃体は大脳皮質と基底核が一緒になっ
てできたものですから、基本は大脳皮質側から入力が入り、基底核側に伝え
られてそこから出力する形になっているのです。それがさらに大脳皮質から
入ってきた情報を処理して大脳皮質に返したりするようになりました（例え
ば価値情報を眼窩前頭野に送る）。

➡ 扁桃体

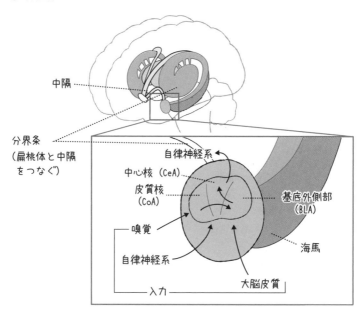

　情報が皮質側の皮質核に入り、基底外側部を経て中心核から自律神経系に
出力するのがもとの情報の流れでした。それが大脳皮質から基底外側部に入
力し、また大脳皮質に出力するようになりました。

Chapter 6 中枢神経系の情報処理と機能

167

6-4-6 大脳新皮質での情報処理

では再び、大脳新皮質ではどうなっているでしょうか。

大脳新皮質が異常に発達するに伴い、それに付随した基底核、視床も異常に発達します。視床はおそらく感覚が入ってくる際のフィルターの役をしている腹側の部分と、それ以外に大脳皮質、基底核ループの一環として発達する背側に分かれると考えられます。

また、皮質の領域と領域の間に線維連絡ができ、その間での情報処理が加わってきます（先に述べたように皮質内でのやりとりはどこに入りどこから出るかについて層構造の特異性があります）。これは脳波やfMRI画像により脳領域間のシンクロ状態をネットワークとして観察することができ、それぞれの特定の行動に付随するネットワークとして整理されています（安静時に働くデフォルトモードネットワーク、危険を察知するアテンションネットワークなど）。その結果が最終的に基底核と視床を経るループあるいは皮質からダイレクトに降ろす出力になります。

⊙ 皮質—皮質のつながりと皮質—皮質下のつながり

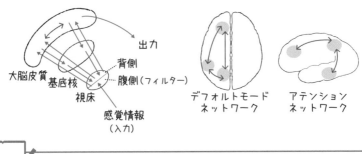

出力
背側
大脳皮質　基底核
腹側（フィルター）
視床
感覚情報
（入力）

デフォルトモード
ネットワーク

アテンション
ネットワーク

Column

不安、PTSD

不安は、心配に思ったり恐怖を感じたりすること、あるいは漠然とした気味の悪い心的状態で、悪いことを予期したりすることで情動につながります。扁桃体の関与が知られています。

PTSDとは恐ろしい経験をした後に、その記憶がトリガーとなって不安やパニックに陥る障害のことです。大事故や戦争などの経験の後に起こることが多いです。扁桃体が関与する記憶に関係していると考えられています。

6-5 感覚情報の基本ルールをみてみよう

感覚情報の処理のしかたにも基本ルールがあります。ここでは一番解析が進んでいる視覚を例にとってそれをみてみましょう。

6-2-2でみたように、もともと視覚は上丘に入った情報をもとに運動に指令を降ろしていたのが、進化の過程で視床から皮質に入り他の感覚情報とも統合され、単純な運動調節以上のことがされるようになりました。

6-5-1 視覚路

感覚ルール1 入力は視床を通る

まず視覚路をみてみましょう。感覚器から視神経を経て間脳腹側で交叉した後、視床（外側膝状体）を経て大脳皮質の視覚野に入力する経路と、視神経から半交叉して上丘へ入り、そこから視床（LP核か視床枕）を経て連合皮質に入力する経路があります。

→ 視覚路

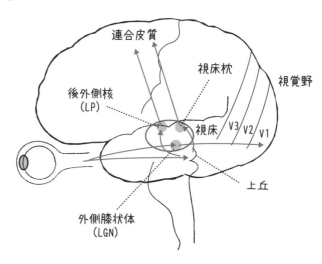

次に網膜をみてみましょう。

網膜内ですでに S/N 比を上げるなどの情報処理がされています。視細胞、双極細胞、網膜神経節細胞からなる縦方向の出力系だけでなく、水平細胞、アマクリン細胞を介した横方向の増幅・抑制があることで、こういった情報処理がなされています。

→ 網膜

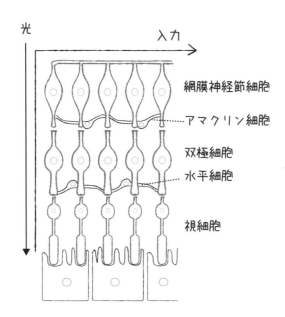

6-5-2 感覚情報の伝達と処理のルール

感覚ルール3　感覚のモダリティーは交ざらず伝えられる

視覚の情報はどこだ情報（位置）、動き情報、なんだ情報（形・色）などのモダリティーに分けられ、それぞれが異なる経路で異なる脳領域に伝えられます。網膜でそれぞれを受容して伝える細胞も M 細胞（大きな細胞）と P 細胞（小さな細胞）に分かれます（後で説明します）。中枢でもかなり高次のところで異なったモダリティーの情報が統合されていると考えられています。

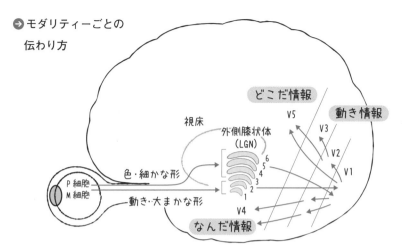

→ モダリティーごとの
　伝わり方

　網膜から外側膝状体に入り、そこから一次視覚野（V1）に入り、二次視覚野（V2）に入り、さらに高次視覚野（V5、V3、V4）に入っていくのですが、V5にはどこだ情報（位置情報）が、V3には動きの情報が、V4にはなんだ情報（形と色の情報）が入ります。

　細かいことはどうでもいいので、「それぞれの情報成分が別々に伝えられていて、それが統合されて私たちの視覚になるのはかなり後の高次のところである」ということを理解してください。

ヒューベルとウィーゼルの実験

　視覚のメカニズムを探るため、ハーバード大学のデイヴィッド・ハンター・ヒューベルとトルステン・ウィーゼルは、ネコにスライドを見せながら一次視覚野に電極を刺して電気信号を記録していました。網膜では同心円状の受容野があることがわかっていたので、一次視覚野にも同じような構造を見つけるべく円形の刺激に対する信号を記録しようと試みていたのですが、なかなか上手くいかない。ところが突然バリバリと強い応答がみられ、なぜかと思ったらスライドの縁のところのコントラストに反応しているとわかり、そこから視覚情報の一次視覚野での応答性が解明されました。つまり、簡単に言うと一次視覚野は「線」に応答するものだったのです。

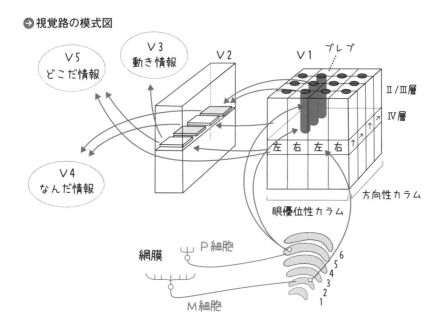

⊙ 視覚路の模式図

V5 どこだ情報

V3 動き情報

V2

V1

ブレブ

Ⅱ/Ⅲ層

Ⅳ層

V4 なんだ情報

左 右 左 右

方向性カラム

眼優位性カラム

網膜

P細胞

M細胞

6
5
4
3
2
1

　網膜には形や色に反応するPタイプの網膜神経節細胞と方向や動きに反応するMタイプの網膜神経節細胞があり、それぞれは外側膝状体の3〜6層（P）か1〜2層（M）に投射します。そこから形や色の情報はV1の第Ⅱ/Ⅲ層に、方向や動きの情報はⅣ層に入ります。色の情報はⅡ/Ⅲ層のブレブとよばれるカラムに、形の情報はブレブの間に投射し、そこからさらに別々にV2に送られ、さらにV4に送られます。方向や動きの情報は第Ⅳ層にある特定の方向に反応するカラム（方向性カラム）に投射し、そこからV2に入り、さらに方向の情報はV5、動きの情報はV3に送られます。

　また、V1には左眼からの情報が優位に入るカラムと右眼からの情報が優位に入るカラムが交互に並んでいます（眼優位性カラム）。これは左右の眼からの情報を統合し、マップ化するためのしくみです。視覚路では、位置情報が保存されていなければならないので、視野の中での位置情報は「網膜のどこの神経節細胞が伝えるか」として保存され、さらに外側膝状体の特定の位置にある細胞に伝えられ、そして視覚野の特定の位置にある細胞に伝えられる…つまり、視野を反映する位置マップが視覚路の途中のそれぞれの場所で保存されているのです（これをトポグラフィックマップとよびます）。

6-5-3 「なんだ情報」と「どこだ情報」

感覚ルール4 「なんだ情報」は側頭葉、「どこだ情報」は頭頂葉で
統合される

「なんだ情報」と「どこだ情報」は別々な経路で脳内を伝わり、他の感覚と統合されます。

背側にあるV5とV3に位置情報と動き情報が入ることと、腹側にあるV4に形情報と色情報が入るのを思い出しましょう。聴覚でも位置情報ともの情報が、体性感覚でも自分の体の中の位置情報・加速度情報ともの情報がそれぞれ分かれて、視覚情報のそれぞれの成分と統合されます。

感覚は中心溝より後ろに入力されます。この統合部位が頭頂葉、側頭葉となります。

→ 大脳皮質内での2つの経路

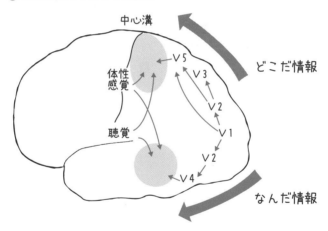

6-5-4 注意

感覚ルール5 トップダウンとボトムアップの調節機構がある

私たちが外界を見ている場合、実は見えているものをただ見ているだけではなく、さまざまな調節の結果、外界を見て認知しています。この調節機構にはトップダウンとボトムアップの調節機構が存在します。これは視覚における注意という過程で気づくことができます。

トップダウン型注意というのは、視野の中にたくさんの刺激が入っている時に、あらかじめ選ぶべき刺激に対しての知識をもっていると、知識に能動的に引っ張られてその目的とする刺激を見出せることを言います。図Aを見る前に「黒い三角」という情報を与えられると、左下の方に注意が向くかと思います。

それに対してボトムアップ型注意というのは、例えば視野の中にたくさんの刺激が入ってる時に、1つの刺激が周囲と顕著に異なる場合に、その刺激に注意が引きつけられることを言います。図Bでは黒い三角が浮き上がっているように見えますよね。

→ **トップダウンとボトムアップ**

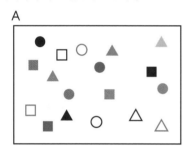 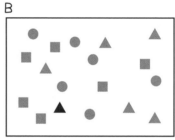

トップダウン型注意は上位中枢からのフィードバックが下位中枢（低次視覚野、あるいは外側膝状体など）に入ることによってフィルタリングがされることによると考えられていますし、ボトムアップ型注意は情報処理の過程においてされると考えられています。

6-5-5 視覚認知について

感覚ルール6 **感覚は認識であり真実かどうかはわからない**

こうやって他の感覚と統合された結果、自分の体のそれぞれの部位に対する外界の位置関係が脳内に形成されます。そのなかで動くものが外界の動かない風景から区別して認識できるようになっています。考えてみればふしぎですよね。

また、物もさまざまな情報の統合としてその性質が認識されます。例えば赤いリンゴという認識ですね。食べたときの感覚まで頭に浮かびますよね。食べてもいないのに。

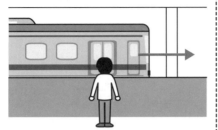

駅で電車を待っていて
電車が入ってきた時

動いているのは自分ではなく
電車だとわかる

視覚では赤い物と
認識しているはず

だが、頭の中では
りんごとわかる

　こういった複雑な認識が何気なくされているのが私たちの脳となっています。それにはさまざまな大脳皮質の部位が関与していることが、どこが損傷するとどう認識が変わるか、ということからわかってきています（6-11）。

　さらには見えていないものを推測で埋めて、外界で起こっている事象を想像することもできます。したがって私たちに見えている世界は私たちの認識であり、真実ではないということで、感覚というのは私たちの意識と深い関係があることがわかります。その典型例が錯視です。

→ 視野での情報の推測

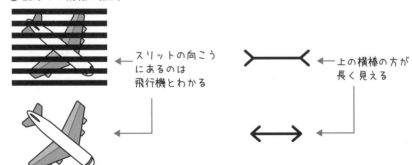

スリットの向こう
にあるのは
飛行機とわかる

上の横棒の方が
長く見える

　運動によるブレは予測器によって調節される

　私たちはものを見ているときにしょっちゅう目を動かして焦点を変えています。それでも目がまわって気分が悪くならないのは、目を動かすのと同時に視野のブレを予測して調節するしくみがあるおかげです。

→ 視点の移動によるブレが生じないのはなぜ？

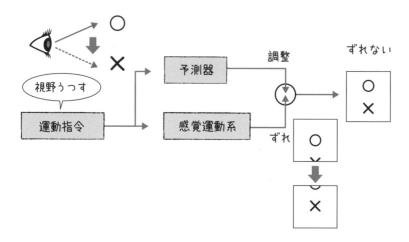

　予測器は大脳皮質のある領域が関与しているとされています。

ホムンクルス

感覚のトポグラフィックマップについて、体性感覚野の領域と感覚の対応を可視化したホムンクルスがよく知られています。これはワイルダー・ペンフィールドが明らかにしたものです。脳外科医のペンフィールドは、ハーバードで脳外科の草分けであるハーベイ・クッシングのトレーニングを受けニューヨークで研究を開始したのですが、その後ロックフェラー財団からの支援を受けモントリオール神経学研究所を設立し、そこで研究と臨床を開始しました。彼の夢は「臨床につながっていく基礎研究ができるような研究所をつくりたい」ということで、その意向からモントリオール神経学研究所は病院のすぐ隣に研究所があり、病棟からすぐに研究所に入れるという設計になっています。トランスレーショナルリサーチ（臨床につながる基礎研究）のはしりといえます。

➔ ホムンクルスの図

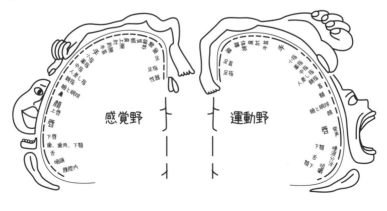

6-6 運動調節の基本ルールをみてみよう

　私たちの運動がうまくされるには、その適切な開始と、その後の運動がプランに準じた適切な運動であるかをモニターしながら修正するオンライン調節の2つが重要です。まだまだわかっていないことの方が多いですが、ここではその基本ルールをみてみましょう。

6-6-1 感覚情報をもとに運動指令へ

　統合された感覚情報をもとに、自分との関係にもとづいた外界の状況が認知されます。その認知をもとに私たちは意思決定をし、運動のプランニングをします。

　まず、基本的なことをまとめておきましょう。

運動ルール1　運動指令には階層性がある

　「運動をする」という意思決定がされたとします。これによりある運動のパターンが選択されます。それにもとづいて運動を開始するにあたり、運動指令は大脳皮質の運動野から出ます。が、大脳皮質がほとんどない生物でも運動指令が出て、運動できます。つまり運動指令にも階層性があるということを意味していて、下にある運動中枢から反射のように動き出すのが原始型で、その上に大脳皮質が後から加わったので、大脳皮質からの運動指令も原始型である下位の運動中枢（基底核や脳幹）からの運動指令系を無視できないということになります。また、運動指令の階層性は運動指令のタイミングの問題ともかかわります（当然ながら下ほど感覚から運動までにかかる時間が短いので指令が早い；これについては**6-6-9**で述べます）。

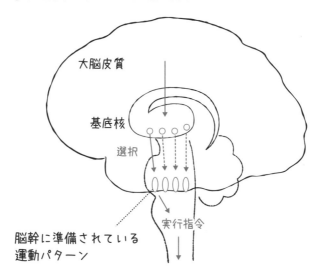

→ 運動指令の原型には基底核が関与している

大脳皮質

基底核

選択

脳幹に準備されている
運動パターン

実行指令

6-6-2 大脳皮質への経路、大脳皮質からの経路

もうすこし詳しくみていきましょう。

運動ルール2　大脳皮質では前から後に運動指令の情報処理が進む

　大脳皮質で統合された感覚が、中心溝の前にある運動にかかわる大脳皮質領域に入りますが、前から後ろにやはり階層性があります。前は主に意思決定にかかわりますが、そこから後ろに行くにしたがって、下へ実行指令を出すように並んでいます。中心溝のすぐ前のブロードマン4野が一次運動野とよばれる場所で、メインの運動指令を出す場所になっています（がその前の6野からも運動指令が出されてます。6-6-9 で後述）。

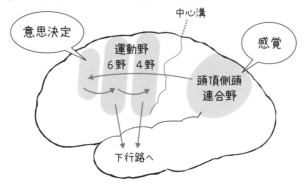

→ 感覚情報の入力→意思決定→運動指令

意思決定

中心溝

運動野
6野　4野

感覚

頭頂側頭
連合野

下行路へ

運動ルール3 **小脳で計算が行われる**

次に、運動を開始するには、目的地を見つけてそこまでの位置情報を把握
し、位置情報にもとづいて動かす度合いを計算し、計算にもとづいて動かす
という過程が必要です。これは大脳皮質がほとんどない動物（サカナ、カエル）
でもできます。これらの情報処理は小脳で行われていると考えられます。

運動ルール4 **計算結果が下行路で運動器に伝わる**

運動指令の下行路は、赤核脊髄路、視蓋脊髄路、網様体脊髄路、前庭脊髄
路などがあります。哺乳類では皮質脊髄路（錐体路ともいう）があり、これ
はダイレクトに降り、巧緻な手指の運動にきいていますが、その他の運動に
は他の経路が大事です。

6-6-3 運動のプランニング

「運動する」と決め「どう動く」か決めること（＝プランニング）について、
回路で考えてみましょう。

私たちの場合、意思にもとづく運動のプランニングは大脳皮質が行うはず
です。ただし、刺激に対する反応が先に動いて後から意識がついてくる場合
もあるはずで、その場合は大脳皮質かどうかは不明です（こちらについては
6-6-9 で述べます）。

➡ 運動にかかわる回路の模式図

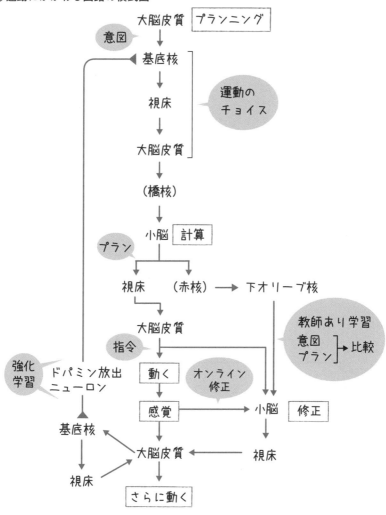

大脳皮質が他の領域とかかわりながら様々な過程に関与し、運動を実行するということがおわかりになるでしょうか。

→ 運動のワイヤリングダイヤグラム

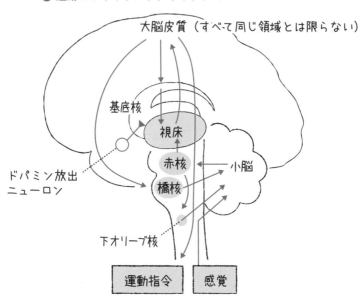

ミラーニューロン

サルの脳に電極を刺して電気信号を記録していた実験中に、研究者がジェラートを食べてるのを見て発火する細胞が見つかりました。その後、この細胞は自分が何かしている時も、他人が同じ何かをしているのを見た時にも、同様に発火するので、ミラーニュロンと呼ばれるようになりました。相手の心を読むことや、共感にかかわるのではと言われ、自閉症などへの関与も提唱されています。

私たちの脳にはもともと運動する前にその運動のシークエンスを頭の中でシミュレートする部位があり、そのニューロンは一連の行動を思い浮かべるなかで発火していきます（6-11-5）。そのニューロンが他人の行動を見た時にも発火する、ミラーニューロンではないかとも考えられます。

ある刺激が入った時にそれが感覚系で知覚され処理されて最終的に運動につながるまでの経路を考えてみます。頭頂側頭連合野が入っていることに注意してください。6-11-5で述べますが、頭頂側頭連合野の異常で行動異常が出ることが知られています。

　皮質から皮質へ入るときに、直接入るのもあるし、基底核、視床から間接に入るのもある。その両方があって、最終的に感覚刺激に対する適切な運動が実行されます。

➡ 運動実行のスキーム

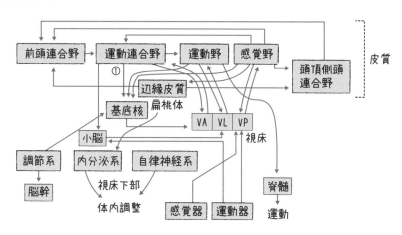

　これはあくまで1つのモデルです。①から回路をたどってください。連合野の指令が基底核を経て視床から大脳皮質に戻り、さまざまな経路を経て最終的に運動野から運動指令が下に降りるというモデルです。いずれにしても大脳皮質、基底核、視床ループというのが大事な役割をはたしていると考えられます。大脳皮質ができる前は、基底核が情報にあわせて適切な運動パターンを選択し直接指令につなげていたのが、大脳皮質ができた後は、基底核でのチョイスをそのまま指令として降ろすのではなく、大脳に視床を通して返すようになって、大脳皮質から指令を降ろすようになったと考えられます。

　次に小脳と基底核が何をしているかをもう少し詳しくみてみましょう。

6-6-4 小脳の局所回路について

　小脳への入力は苔状線維と登上線維の2つがあります。苔状線維が前庭、脊髄、あるいは大脳からの入力を下オリーブ核以外の小脳前核から顆粒細胞層に入力します。そのシグナルが次の出力細胞層であるプルキンエ細胞に入り、そこから小脳核を経て出力されます。

　顆粒細胞層（入力層）とプルキンエ細胞層（出力層）の間のシナプス結合の重みを学習することによって運動学習がなされるとすると、それはパーセプトロンとよばれる機械学習のシステムであると考えることができます。さらに、小脳にあるとされる内部モデルにもとづいた「何を」「どのくらい」「どのように」動かしたらよいかという計算結果を、どこか（おそらく赤核）でもともとの意図と比較し、その誤差を下オリーブ核を介してプルキンエ細胞に戻すのが登上線維となります。これを見たデイヴィッド・マーは、小脳は登上線維から、教師シグナルにもとづく教師あり学習を行うパーセプトロンになっているという説を提唱しました。

⊃ **小脳と基底核のかかわり方の1つのモデル**

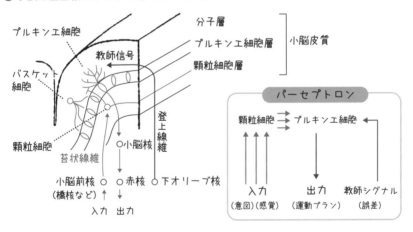

小脳は翼板の感覚に属する核の部分から、小脳へ入力を入れる小脳前核と同時に発生してきます。また下オリーブ核も同様に翼板から発生してきます（3-1-4）。小脳の出力核である赤核に関しても翼板由来とする考え方もありますが、これについては異論もあります。いずれにしても、小脳とそれに付随する核群は感覚に付随した情報処理センターと考えることができます。

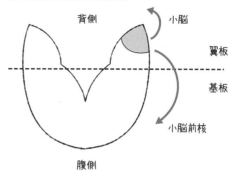

➡ 翼板と小脳と小脳前核

背側　小脳

翼板

基板

小脳前核

腹側

6-6-5 小脳の運動制御と運動学習への関与

小脳の運動制御への関与のしかたを整理しておきます。

● 運動プランニングにおける運動の計算

大脳皮質で運動指令がつくられた時に、その情報を小脳に入れて最適な運動の計算をしてプランをつくり、それを大脳に戻すということがされます。これをするには小脳に位置情報を含む運動マップ（内部モデル）が存在する必要があります。

● 運動のオンラインモニタリングと修正

大脳皮質からの運動指令で動く結果生じる感覚が小脳に入ってきます。また大脳皮質からの運動指令はそのコピーが小脳に入ってきます。この2つを運動している際中に（オンラインで）比較しながら修正を行っているのが小脳と考えられます。

● 運動学習

さらに小脳での計算結果はもともとの意図と比較され、その誤差が下オリーブ核を通じて小脳に戻されます。これとオンラインモニタリングなども比較しながら、内部モデルでその後の運動計算の最適化が行われます。これが小脳での運動学習となります。これを教師あり学習とよびます。

一番簡単な例は自転車に乗る練習をする時でしょうか。最初はバランスをどうとったらいいかの計算が最適化されていないので、これくらいかといった感じでフラフラしていますが、それを感覚のフィードバックともあわせて修正し、さらにもともとのプランを最適化するようになるとフラフラせずに、バランスよく乗れるようになっていきます。これに小脳が関与していると考えられます。

　下オリーブ核から小脳への入力が「教師」である（正しい）というのを何が決めているのかは、1つの謎です。大脳皮質から下オリーブ核へはそれらしい経路がないのです。

6-6-6 小脳症状

　小脳は3つの部位に分かれます（6-2-5）。前庭小脳、脊髄小脳、大脳小脳の3つですが、それぞれのつながりでそれぞれの機能をはたし、それぞれの障害で特徴的な症状が出ます。それらを分けて整理しておくとわかりやすいと思います。

➡ 小脳症状のまとめ

	機能	障害で起こる症状
前庭小脳	前庭系と眼球がつながっています。眼球と前庭系と主に頸部の動きを合わせて視線を頭の向きに合わせることに関与しています。	眼振、平衡障害、筋トーヌス低下
脊髄小脳	主に体幹からの情報を受けて、体のバランスや歩行を調節しています。	平衡障害、体幹、動揺歩行
大脳小脳	手足の運動や発語などさまざまな筋肉を使った動きの調節をしています。	共同運動障害、四肢、構音障害

　通常はそれぞれが別々にやられることはあまりなく、これらが混ざったものが小脳症状としてみられます。

　近年、小脳は運動だけではなく、さまざまな認知機能にもかかわっていることが明らかになってきています。

6-6-7 基底核の局所回路について

　基底核は進化上古くからある構造物ですが、大脳皮質とともに異様に発達しています。そのなか（あるいはその下流）に行動のパターンがチョイスとして設置されていて、そこから最適なものを選ぶのが私たちの意思決定の機構として残っています。これが前頭前野での意志決定にも何らかの形で関与していると考えられます。この意思決定はドパミンによる強化学習の系で行われ、神経調節が脳での情報処理に関与している典型例と言えます。運動制御においてもドパミンによる強化学習が動きの調節に使われています（これがヒトにパーキンソン病が発症する理由となります）。

➡ 大脳 - 大脳基底核 - 脳幹と運動調節の関係

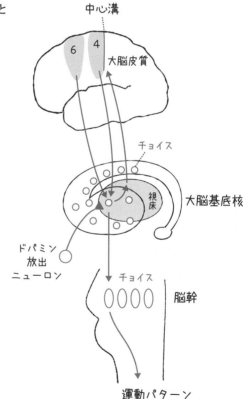

　大脳皮質が発達した後はチョイスの結果を基底核から視床を経て大脳皮質へ返すループの方が主となるようです。そうすると、最終運動指令は大脳皮質から皮質脊髄路などで降りることになります。

大脳皮質からいくつかのパターンとして設定されているチョイスのなかから「あるものを選べ」というシグナルが入った時に、同時にドパミンが出れば、そのシグナルを強めることができます。これが強化学習です。

ドパミンは予測した結果との誤差に応じて放出されることが知られています。したがってドパミン放出ニューロンに対する入力がどうなっているかが、このコンピュテーションを理解するうえで非常に重要になってきます。さまざまな脳領域から入力が入り、ドパミン放出が調節されているようです。

● **直接路／間接路における強化学習と Go ／ No Go**

大脳皮質 - 基底核 - 視床ループの経路には、直接路と間接路があります。直接路は大脳皮質からの刺激で Go（やる）の方に動く経路で、間接路は No Go（やめる）に働く経路です。そこにドパミンが放出されると直接路はさらに刺激が強まり、間接路は刺激が弱まります。つまり、ドパミンにより直接路では行動が開始、間接路では停止されます〔この強化学習は運動だけではなく、報酬系、忌避系（嫌なもの、不快なものを回避することとかかわる神経回路。やはりドパミンが重要とされている）にもかかわっています〕。

➡ **直接路／間接路とGo／No Go**

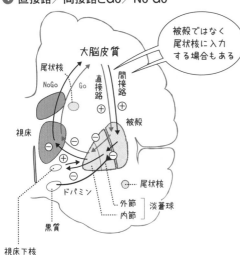

直接路は大脳皮質から被殻あるいは尾状核に入り、そこから淡蒼球の内節に入り、視床を経て大脳皮質に戻します。

間接路は大脳皮質から被殻あるいは尾状核に入り、淡蒼球の外節に入り、そこから視床下核を経て、淡蒼球内節に入り、視床を経て大脳皮質に戻します。

ドパミン放出ニューロンは黒質から大脳基底核の線条体（尾状核、被殻）に投射し、大脳皮質からの入力を調節します。

6-6-8 基底核症状

非常に単純化して考えると基底核は運動の開始、停止に関係していて、ドパミンがそれに必要ということになります（こんなに単純ではありませんが）。そのどこかの障害によって生じる現象を基底核症状と言います。

パーキンソン病はドパミン放出ニューロンが脱落し、ドパミンが出なくなり、その結果運動を開始しにくくなる疾患です。

ハンチントン病は主に尾状核の間接路が脱落し、その結果運動が停止できなくなり不随意運動（ヒヨレア）が出る疾患です。ヒヨレアは踊っているように見えるため、舞踏病とよばれることもあります。

視床下核障害では視床下核が損傷を受け、間接路が動かなくなります。バリスムスという、上下肢の突然の激しく大きな不随意運動を伴います。

➡ 基底核症状のまとめ

パーキンソン病（黒質障害）	直接路	静止時震戦、筋固縮、歯車様強剛、鉛管様強剛、無動、奇異性歩行、姿勢反射異常
ハンチントン病（尾状核障害）	間接路	ヒヨレア（コレア、舞踏病）
視床下核障害	間接路	バリスムス（バリズム）

6-6-9 下行運動調節系

● 再び運動指令の階層性について

大脳皮質からの運動指令が脊髄に達することで、運動が行われます。これは統合された感覚にもとづいた意思決定の結果ですので、「意識してやっている行動」と考えられます。

この経路には、皮質から直接降りる皮質脊髄路、皮質の下の中枢から降りる網様体脊髄路、前庭脊髄路、視蓋脊髄路、赤核脊髄路が関与し（5-7-5）、皮質はこれらの中枢にも指令を出すと考えられます。

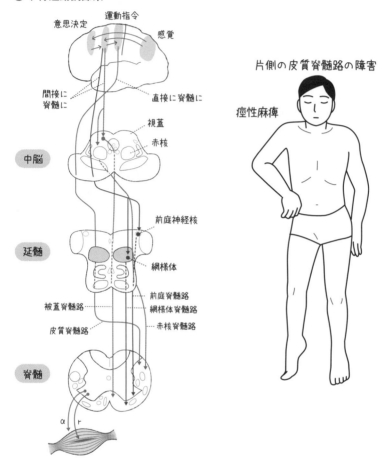

➡ 下行運動調節系

運動指令
意思決定
感覚
間接に
脊髄に
直接に脊髄に
視蓋
赤核
中脳
前庭神経核
延髄
網様体
前庭脊髄路
被蓋脊髄路
網様体脊髄路
皮質脊髄路
赤核脊髄路
脊髄
α　γ

片側の皮質脊髄路の障害

痙性麻痺

　こういった下行路は、筋肉の収縮を司るα運動ニューロンと、筋肉の収縮を感知する筋紡錘を支配するγ運動ニューロンの両方を調節していると考えられます。皮質脊髄路が障害されると、痙性麻痺という状態になります。これはγ運動ニューロンが過剰に刺激されているためとも、皮質の下から出るさまざまな経路からの刺激に対するα運動ニューロンの感受性が高まっている結果ではないかとも考えられており、複数の下行路が協調して働いている証拠とも言われています。

それぞれの下行路が支配する運動ニューロンの役割も少しずつ異なっており、

　近位筋 or 遠位筋

　伸筋 or 屈筋

のどちらかに主に入力するものもあります。

Column

脊髄損傷と麻痺

脊髄損傷では、その部位を通る経路とその部位の神経線維を損傷します。経路は感覚と運動とがあり、損傷部位の下の感覚・運動が障害される可能性があります。

運動神経のどこかの障害で筋肉が動かない状態を麻痺と呼びます。痙性麻痺というのは筋緊張の亢進した状態の麻痺で、上位運動ニューロンの障害で筋緊張が異常に亢進して硬くなり動かない状態です。弛緩性麻痺は筋緊張の低下が起こり動かない状態で、下位運動ニューロンの障害で起こります。

● 無意識下の行動

　この下に意識に登らない「無意識での行動」というのがあります。これは大脳皮質に関係なくさらに下のレベルでされている可能性もありますし、大脳皮質に登ってそこから無意識に駆動される可能性もあります。

　運動中枢には階層性があり、例えば脳幹網様体や上丘、前庭神経核は、入力された感覚情報にもとづいて大脳皮質からの運動指令よりも早く運動を開始することができます。これが「無意識での行動」であると考えられる理由は、大脳皮質の認識にもとづいて反応しているとしたら、時間的に間にあわないはずだからです。例えば自転車で危ないと思った時とっさに避けるといった行動です。

　その場合、意識は後付けされ、行動があらかじめ意識した目的に応じたものであるという認識がされます（6-7-6）。

● 運動指令のレベルと意識

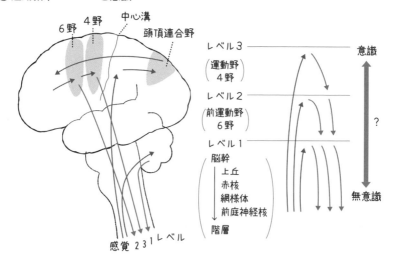

　ここで言う認識とは私たちが世界をどう感じているか、でした。では意識とはなんでしょうか？ 6-7 で一緒に考えてみましょう。

6-7 意識とは

　意識（コンシャスネス）とは何でしょうか。とても難しい問題ですが、ここでは「意識とは何か」について考えてみましょう。

6-7-1 意識がない状態とは

　意識の定義は難しいので、まず私たちが「意識がない」という状況について考えてみましょう。意識がない状態というのは；

睡眠している時

全身麻酔にかかっている時

脳幹死の状態

植物状態

といったものがあげられます。

　さらに医学的に「意識のない状態」というのが定義されています（3-3-9度方式、グラスゴー方式）。共通しているのは外界からの刺激に反応しない状態といえるでしょうか。

　しかしながら、閉じ込め症候群という状態があります。これは目を動かす以外何もできない状態で刺激に反応できませんが、彼らは意識があり外界の状況を理解しています。

　したがって、意識のない状態というのは外界の状況を判断できない状態、あるいは外界に対して反応できない状態ということができるでしょうか。

　それでは、幻覚、妄想や精神疾患といった状態はどうでしょうか。これは外界の状況を誤って認識している状態です。では、彼らは意識がないのかというと、正確ではないだけで判断も反応もできるので、医学的には意識があると考えられます。

➔ 3-3-9度方式

3-3-9度方式というのは意識レベルの尺度として用いられる「Japan Coma Scale (JCS)」の通称です。
覚醒状態の程度により意識レベルを大きく3段階に分け、さらにそれぞれを3つに細分化し、合計9段階であらわしたもの。数字が大きいほど重症。

Ⅰ　覚醒している状態（1桁の点数で表現）
　1：見当識は保たれているが、意識清明ではない。
　2：見当識障害がある。
　3：自分の名前、生年月日が言えない。
Ⅱ　刺激に応じて一時的に覚醒する状態（2桁の点数で表現）
　10：普通のよびかけで容易に開眼する。
　20：大声でよびかけたり強く揺すったりすることなどで開眼する。
　30：痛み刺激を加えつつ、よびかけを続けると辛うじて開眼する。
Ⅲ　刺激をしても覚醒しない状態（3桁の点数で表現）
　100：痛みに対して払いのけるなどの動作をする。
　200：痛み刺激で手足を動かしたり、顔をしかめたりする。
　300：痛み刺激に全く反応しない。

R（不穏）、Ⅰ（失禁）、A（自発性喪失）などの付加情報を合わせて、「3-R」、「JCS100-Ⅰ」などとあらわす。

➔ グラスゴーコーマスケール

E　開眼	
自発的に開眼	4
よびかけにより開眼	3
痛み刺激により開眼	2
なし	1
V　最良言語反応	
見当識あり	5
混乱した会話	4
不適当な会話	3
理解不明の音声	2
なし	1

M　最良運動反応	
命令に応じて可	6
疼痛部へ	5
逃避反応として	4
異常な屈曲運動	3
伸展反応（徐脳姿勢）	2
なし	1

Glasgow Coma Scale（GCS）とはグラスゴー大学でつくられた意識障害の評価法で、世界的に広く使われている。開眼（E）、言語（V）、運動（M）の3つについて評価し、意識状態を数字で記録するもの。E○点、V○点、M○点と表現し、その合計で15点満点が正常、数字が小さいほど重症（3点で深昏睡）。

6-7-2 意識がない状態の脳とは

　では脳のどこが活動していないのが「意識がない」状態に共通した特徴でしょうか。大脳皮質に入力がない時、といえるでしょうか。大脳皮質の活性が低下している状態が「意識がない」状態でしょうか。

　ちなみに大脳皮質の活性が低下している状態といえば「睡眠」があります。

⮕ 覚醒、ノンレム睡眠、レム睡眠

	覚醒	ノンレム睡眠	レム睡眠
意識	○	低下	低下
感覚		中枢で低下	視床でブロック
眼球運動	＋	－	＋
モノアミン系	○	△	×
コリン系			○
夢	－	単純	複雑

　睡眠状態の大脳皮質を覚醒するには脳幹賦活系（神経調節を含みます）が必要です。また外界からの情報を受けとるには視床の活動が必要です。

⮕ 脳幹賦活系

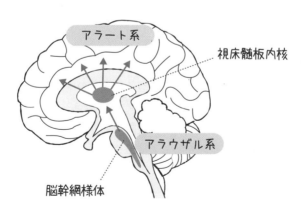

　脳幹賦活系には上行するモノアミン系のアラウザル系というのがあります。これは脳幹の神経調節系で、覚醒に関係します。アラウザル系には、

脚橋被蓋核や背外側被蓋核のコリン作動性ニューロン

青斑核のノルアドレナリン作動性ニューロン

視床下部外側野のヒスタミン作動性ニューロンやオレキシンニューロン
（特にマイネルト核）

などが含まれ、覚醒状態の維持調節に重要と考えられています（投射の詳細
は 7-5-3）。

　もう 1 つ、脳幹網様体から視床の髄板内核を経て大脳皮質に広く投射する
アラート系というのも存在します。こちらは痛みの感覚で脳がはっと気づく
のに関与している系です。

6-7-3 意識がある状態

　それでは「意識がある」とはどういう状態でしょうか。「外界に対して反
応できる状況」（レスポンシブネス、ウェイクフルネス、アラウザル）といえる
でしょうか。

　無意識に反応するという言葉があります。生体は刺激を捉えてから意識に
登る前に反応することができます。その場合、意識は外界に対する反応には
必要なく、外界の状況を後から認識し、行動を正当化するということになり
ます。

　また、脳は見えていない情報を埋めて外界をこういうものだと意識するこ
とができます。錯視はその代表的なものです。この場合、極端に言えば外界
の刺激がなくても意識は確実にあります。しかしながら外界を正しくとらえ
ている状況とは言えないかもしれません。

意識とは

　したがって、外界の状況を自分の中につくり、その中に自分を置くことが
できる能力が意識と言えるでしょう（セルフアウェアネス）。ただし、認識し
ている外界と、自分の存在する世界と、実際の外界が一致していない可能性
もありますが、その場合も意識があると言えます。

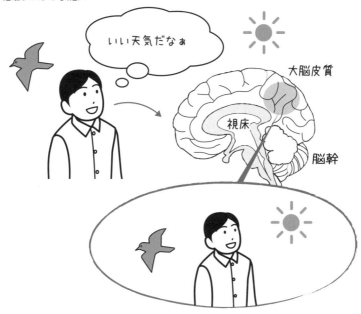

　脳の中につくられた外界と自分の位置関係のマップにもとづいて自分の行動の意思決定をすることが、意識のある状態での私たちの神経活動と言えるでしょう。それには感覚情報処理の機能が必要ですし、それを統合することも必要のようです。ですので、それを支えるのは脳幹、視床、大脳皮質と考えればよいでしょう。

　いずれにしても意識の定義はとても難しいと思います。意識を神経科学的に理解することは今後 AI を発展させるためにも重要です。

6-7-4 意思決定とは

　それでは「意思決定」というのはなんでしょうか。

　意思決定とは外界の状況を見て、最適な行動をとると決定する神経回路の機能と考えられます。予測誤差とドパミンによる強化学習の神経調節を介する系と考えられます（6-6-7）。

　ですので、意思決定を支えるのは大脳皮質、基底核、ドパミン放出ニューロンと言えるでしょう。

→ 意思決定

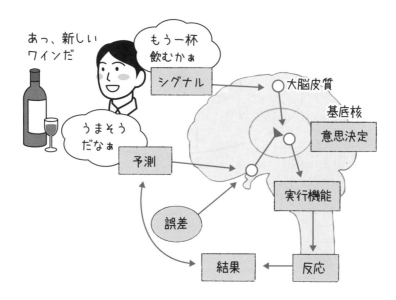

6-7-5 思考とは

では、思考とは何でしょうか。思考には外界からの情報にもとづいた外的思考と、外界の刺激に関係なく起こる内的思考があると考えられます。

 外的思考とは 外的思考には外的刺激に対する「注意」が必要です。注意に必要なネットワークが知られています。このネットワークにはさまざまな大脳皮質の領域が含まれています。主に大脳皮質の外表面から見える部位が関与しています。

内的思考とは 内的思考には外的思考とは別の脳内ネットワークが利用されていると考えられます。このネットワークも大脳皮質のさまざまな領域が含まれています（内側前頭前野、後帯状回などの正中に近い部位を中心とした領域や角回が関与しています）。

必要に応じてネットワークが切り替えられることで思考が切り替わると考えられ、これには神経調節が関与しているとされています。思考の切り替えは意識のある状況で起こります。

思考とは、大脳皮質の中で情報をまわすことで、認識（外的思考）とメタ認識（認識していることを認識すること；内的思考）を行っている状況と考えることができます。

Column

依存症と報酬系

私たちは麻薬であるヘロインを注射されるとヘロイン依存性を獲得し、ヘロインを自分で打つようになります。これには脳の報酬系がかかわっていて、ヘロインを打つことが脳の快感につながると脳が認識するようになると、ヘロインを打つという意思決定をするわけです。が、私たちが眠っている間に誰かにヘロインを注射されると、体の状態は悪くなるでしょうが、ヘロイン依存性（精神的な）は獲得しません。意識のない時に私たちの報酬系はこの依存性を獲得せず、ヘロインを打つという意思決定をすることができません。意識のない状態では、ヘロインを打つというシグナルとそれが快感につながるという認識が結びつかないからです。

Chapter 6 中枢神経系の情報処理と機能

● 思考の回路

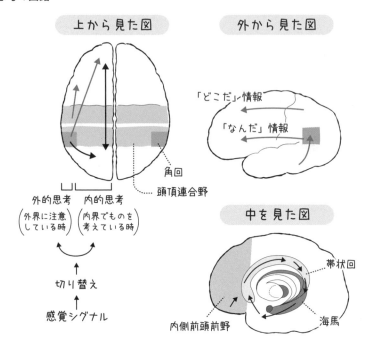

上から見た図

外から見た図

「どこだ」情報

「なんだ」情報

角回

頭頂連合野

外的思考　内的思考

（外界に注意　（内界でものを
している時）　考えている時）

切り替え

感覚シグナル

中を見た図

帯状回

内側前頭前野

海馬

6-7-6 意識、無意識にする行動、意識の後付けについて

外界、内部の情報を感知してそれにもとづいて私たちが行動する際、大きく分けて2つの行動のシステムが時間差をもって動くと考えられています。

① 最初に働くのはほとんど時間をかけずに動き出すシステムで、情動や反射あるいは意識せずにはじめる行動に関係します。

② その後少し時間をかけて動き出すのは、意思にもとづいて開始される行動のシステムです。

最初に動き出す行動については、それがされた後から意識が後付けされる可能性があります。こういったことを突き詰めていくと、どこからが自由意志か？　という問題にもつながります。いずれにしてもこういったいくつかのレベルでの行動調節システムがあり、それが意識、無意識ということにつながるのかもしれません。

フロイト、AI と意識

ジークムント・フロイトは精神分析で有名ですが、もとはジャン=マルタン・シャルコーなどにも師事した神経学者です。彼の日記にはまだシナプスの概念が存在しなかった時代に、神経回路による精神活動についての記載もあります。彼の概念のなかで有名なのは意識、無意識の世界で、意識の裏に大きな無意識の存在があるという洞察です。無意識のなかで何を中心に据えるかで立場の違いはあるでしょうが、前述のような進化の過程で形成されてきた私たちの脳のシステムとその働き方を考えると、正しかったのではないかと思います。

➜ フロイトがヒトの精神構造を氷山にたとえた概念図

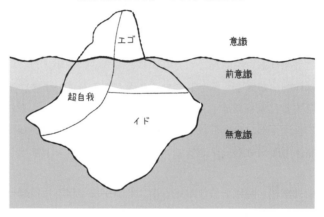

現在は第3（第4？）の AI ブームと言われています。そのなかで「AI でどうやって意識をつくるか」という問題は非常に重要です。AI が意識をもつことができるならば、彼ら / 彼女らは私たちのように思考できるようになるかもしれない。ただし、AI で用いられている情報処理の原理がヒトの思考と同じである必要もなく（あるいはもっと効率よい情報処理のしかたができる可能性はある）、また私たちのような思考過程を経る必要もないわけで、そのためにも意識をどう定義して考えていくか、それを支える構造がどうなっているかを理解することはとても大事だと思います。

6-8 情動とは

　古い脳である辺縁系からの基本的な出力、「情動」について考えてみましょう。

情動とは

　情動の定義もいろいろありますが、神経科学的には「自律的な生体の反応が精神活動によって引き起こされること」を言います。「エモーショナル」という意味のいわゆる情動は、神経科学的には情動とはよびません（同じような混同がアラウザルという言葉にもあり、神経科学では「起きている」という意味で、性的なアラウザルとは異なります）。例えば、恐怖などにより、血圧が上昇したり、汗をかいたり、そういった反応のことを情動と言います。無意識のうちに嫌悪反応を引き起こしたりすることも情動です。

　これには扁桃体が大きく関与していることが知られています。扁桃体の基本型は大脳皮質に基底核がくっついてできたもので（6-4-5）、その出力はダイレクトに視床下部、自律神経系、脳幹の神経調節系につながっていて、自律的な生体反応を引き起こせますし、脳全体の活動をコントロールすることもできます。

　では情動は意識と関係あるでしょうか。意識がない状態に情動はないでしょうか。情動行動は無意識に（意識せずに）起こりえます。その例が「うそ発見器」です。うそ発見器は、うそをついている場合に意識せずに起こる情動反応（汗や自律神経系の反応）を検知します。また、意識のない患者さんでも、痛み刺激に対して情動反応が起こることもあるかと思います。扁桃体が活動していれば、大脳皮質の活動が低下していても情動反応は起こると考えられます。

6-9 認知機能とは

　認知機能には、例えば外的刺激に対して、

→外界に注意する→外界を認識する→そのなかで目標物を定める→それにもとづいてゴールを設定する→そして意思決定を経て→実際に行動する

という過程があります。この情報処理を支える脳領域はどこでしょうか。

　認知機能はいろいろなものがあり、注意、適応性（状況に応じて判断・意思決定を変更する）、作業記憶（短い時間のあいだ情報を保持し処理する能力）などそれぞれのコンポーネントが、前頭前野（PFC）の領域を含むさまざまな回路で担われています。もともと大脳での情報処理にかかわっていた海馬、扁桃体、加えて基底核、視床、それに神経調節系も関与してきます。これらによる情報処理をどう解いていくかが、認知機能を理解していく鍵となります。

　PFCも大脳皮質ですから6層構造の基本原理が適応されます。つまり入力と出力する層が決まっています。また、基底核、視床ループも存在します。PFCは眼窩の上に存在する眼窩前頭野、内側の前頭前野、外側の前頭前野などに分けられ、それぞれ機能が異なると考えられています。概して腹側にあるものは扁桃体と関係が深く情動に関係し、背側にあるものは皮質や海馬との関係が深く認知機能に関係すると分けられます。外側にあるものは皮質を経た統合された感覚が入り、それにもとづいた情報処理、判断がされます。

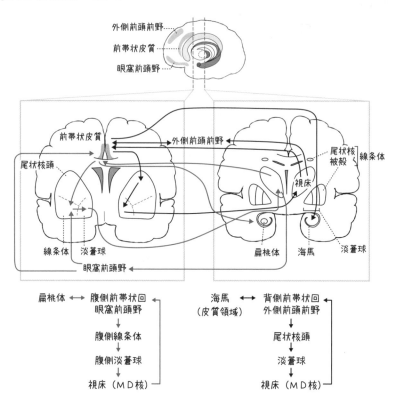

扁桃体 ←→ 腹側前帯状回 ←　　海馬　　←→ 背側前帯状回 ←
　　　　　　眼窩前頭野　　　（皮質領域）　　　外側前頭前野
　　　　　　　　↓　　　　　　　　　　　　　　　　↓
　　　　　　腹側線条体　　　　　　　　　　　　尾状核頭
　　　　　　　　↓　　　　　　　　　　　　　　　　↓
　　　　　　腹側淡蒼球　　　　　　　　　　　　淡蒼球
　　　　　　　　↓　　　　　　　　　　　　　　　　↓
　　　　　　視床（MD核）　　　　　　　　　　視床（MD核）

● 皮質間と皮質下とのつながり

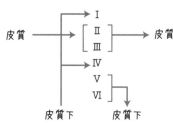

記憶、学習とは

6-10-1 記憶とは

　記憶にはいろいろなものがあり、それぞれさまざまな脳領域が関与するようです。記憶はまず持続される時間で短期記憶と長期記憶に分けます。

短期記憶（秒から分）とは

　作業記憶。例えば電話番号を覚えて電話をかけるような時の記憶で、これには前頭前野が関与しています。

長期記憶（時間から年）とは

　これは大きく陳述的記憶と非陳述的記憶の2つに分けられ、それぞれがさらにいろいろなものに分けられます。

陳述的記憶：言葉で表現できる記憶で、これには海馬が関与します。

　├── 意味記憶：言葉の意味についての記憶です。

　└── エピソード記憶：個人的体験や出来事についての記憶です。

非陳述的記憶：言葉で表現できない記憶です。

　├── 手順記憶：行動の手順の記憶で小脳・基底核が関与します。

　└── 古典的条件付け：ある行動がその行動を引き起こす刺激と対になることで形成される記憶で、扁桃体が関与します。

● ではそもそも記憶とはなんでしょうか

　これは例えば脳に損傷を受けた人の研究、さらに進化的により単純なレベルの生物での記憶と考えられるような事象の研究、また海馬に絞ったさまざまな研究からアプローチされています。これまで述べたようなシナプスや電気生理、神経細胞の性質や回路を考えたうえで記憶を次のように仮定します。

①記憶はある程度の時間維持されるものなので、ある程度の時間維持される変化として神経系にみられるはずである。

②神経機能は神経回路で支えられていて、回路はシナプスのつながりで形成されるので、その変化は回路あるいはシナプスの変化として記録されているのではないか？

③とするならば、記憶はシナプスのつながりの強さとして調節されているで
　あろう。その分子メカニズムの違いで、時間的な差が出るのではないか？
④記憶に関係する学習はシナプスの強さを調節するのではないか？

6-10-2 4 つの脳部位と記憶

　それでは記憶のメカニズムはどこまでわかっているのでしょうか。まず、
短期記憶と長期記憶はメカニズムが異なると考えられています。ここではざ
っくりと大雑把にまとめてみます。

　6-10-1 で触れた４つの脳部位、すなわち海馬、扁桃体、小脳・基底核、前
頭前野での記憶について考えてみましょう。

● 海馬

　まず、海馬です。長期記憶である陳述付記憶をつくるには海馬が必要です
が、記憶の貯蔵は別の領域と考えられています。これは海馬を損傷した HM
さんの詳細な記録から明らかにされています。HM さんは昔のことを覚えて
いるのに、損傷後はまったく新しい記憶を形成することができなくなりま
した。

　また、海馬の中の局所回路では、反復刺激によってあるシナプスにおける
反応がある時間にわたって増強されたり、抑圧されたりすることが観察され
ました。このことから、シナプスでの長期増強（LTP）、長期抑圧（LTD）が
長期記憶のもとであると考えられています（2-7）。これはタンパク質合成依
存性ですので、何らかの分子の変化がその背景にあると考えられます。

➡ 海馬の回路

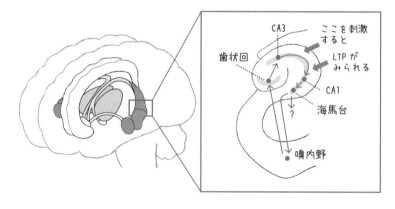

が、海馬の局所回路にどこからかシグナルが入ってくれば、この回路がぐるっと回って、次にシグナルが入ってきたら何らかの形で増強されるということは確かだと思いますが、実際の脳ではそれがどういった「記憶」を形成するかはよくわかりません。ただ、この増強が「記憶」の形成には必要であることは確かです。この記憶形成の過程で残る痕跡（エングラムと言います）を手掛かりに、記憶形成のメカニズム解明が現在精力的に進められています。

● **扁桃体**

　次に扁桃体です。扁桃体は古典的条件付け学習の形成に関与しています。例えば、足への電気ショックは動物で情動反応を引き起こします。その電気ショックの前に音を聞かせると、動物は音を聞いただけで情動反応を引き起こすようになります。情動反応は前述のように扁桃体への刺激で引き起こされますから、もともとあった「なんだ回路」を使い、刺激をペアで与えることによって、音で情動につながるような記憶が形成されるわけです。

➲ **扁桃体での古典的条件付け**

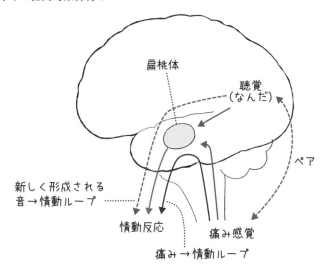

● 前頭前野

次に前頭前野です。前頭前野は短期記憶である作業記憶に関与していますが、ここには海馬でみられるようなLTPは起きていないようです。ある細胞Xが他のある細胞Yとのつながりを短期間強くすることによって、その細胞Xにシグナルが入ってきた時に細胞Yの活動を強める、というしくみかと考えられています。皮質へのドパミンなどの神経調節系の投射がありますが、それが作業記憶に関与していることが知られています。

● 小脳・基底核

最後に運動スキルなどの手順記憶です。例えば自転車を乗ることを考えてみましょう。最初はまったくアンバランスでなかなか上手く乗ることができませんが、少し練習するとふらつくことなく乗れるようになります。しばらく乗っていなくて、久しぶりに乗ると最初は少しぎこちないですが、体はある程度覚えていて、しばらくすると前と同じように乗ることができるようになります。また、ある環境に対してある運動をするようなこともできます。例えば「このサインが出た時には右から報酬がもらえるから、右に行こう」といった行動です。小脳や基底核の線条体（ドパミンによる調節系を含めて）が関与していると考えられています。これについては運動制御のところで少し述べました。小脳では運動をあらかじめモデリングしてプランを立てるための内部モデルがあると考えられていますが、そのモデルは運動を実際行うことにより洗練されていくと考えられています。このような内部モデルが記憶の場と言えるかもしれません。

6-10-3 ニューロンと記憶

　記憶の物質的な意味はシナプスの増強、つながりの増強と考えられます。ニューロンにとっては入ってくるシグナルの意味を強め、他のシグナルを無視する、ということかとも思います。これを理解するには1つのニューロンに入ってくる情報がどのようにそのニューロンで処理され、統合されて、そのニューロンからの出力につながるかを理解することが必要です。

➡ シナプスの長期増強 (LTP)、長期抑制 (LTD)

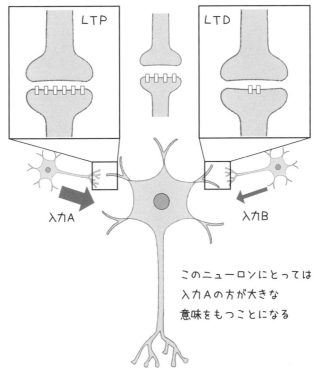

6-10-4 記憶の形成・貯蔵・想起

　記憶には形成、貯蔵、想起のそれぞれの過程があり、さまざまな経路、脳領域がそれぞれの記憶に応じて存在するようです。

　例えば、新しい記憶の形成には海馬が必要です。またそれを思い出すのにも海馬が必要です。が、貯蔵された古い記憶は海馬なしに思い出すことができます。

➡ 海馬を介した記憶の形成

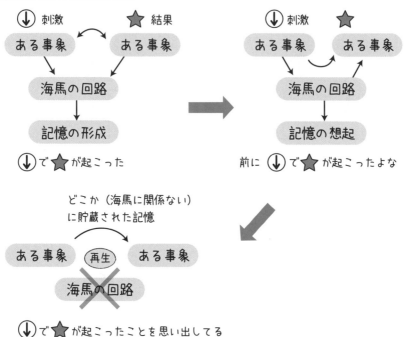

6-10-5 学習とは

記憶と関係して学習が語られる際、学習は非連合学習、連合学習、運動学習、認知学習などに分けられます。前述の情報処理の分野で言うところの学習（強化学習、教師あり学習、教師なし学習）とはまた異なる考え方です。

非連合学習とは

ある刺激に対して馴れてしまったり、あるいは感受性が上がったりすることを言います。

連合学習とは

ある「刺激→反応」と別の「刺激→反応」の間につながりができることです。これは古典的条件付けとオペラント条件付けに分けられます。

いずれにしても記憶を形成すること、そしてそれを思い出すことが学習です。行動の精度が上がる、スピードが上がる、最適化する、というのも学習です（運動学習）。知識の学習（認知学習）もあります。

こういった学習のもとは記憶の形成および、刺激に対する適切な行動の選択とその施行となります。施行に関しては運動学習などの過程が関与していますし、行動の選択には認知機能とそれにもとづく意思決定が関与します。

● 学習とシナプスの関係

それでは学習に重要とされるシナプスの関係はどこまで明らかになっているでしょうか。

動物の学習と、シナプスでの分子レベル、機能的レベル、形態レベルでの変化との相関は、アメフラシ、ショウジョウバエ、マウスなどさまざまな系で示されています。今後は、どのような変化が実際にどのような学習をもたらすか、それぞれの過程にかかわる脳領域で記憶にかかわるシナプスのどういう事象が起こるかを、明らかにしていく必要があります。

● 学習が起こる場所

学習はどこで起こるでしょうか。大脳皮質、海馬で、恐怖文脈条件付けが起こることが知られていますし、扁桃体で恐怖音条件付けが起こることが知られています。線条体で強化学習が起こるようですし、小脳で運動学習が起こるようです。こういった学習の違いは場所の違いによるのか、情報処理の違いか、あるいはつながりの違いか、今後の解析が待たれます。

Column

記憶の研究とアメフラシ、海馬

長期記憶の実験系として使われたのはアメフラシのサイフォン（水を吐き出す管）です。アメフラシはサイフォンに触れるとそれを引っ込める反射が起こります。これは感覚ニューロンから運動ニューロンへダイレクトにつながる系で、その間にシナプスが1つだけ存在します。この系でサイフォンに継続的に触れると、えらを引っ込める反射が起こりづらくなります。これはかなり長く持続する影響で、サイフォンからえらにつながる神経回路で長期記憶が保持されたと考えられます。このもとにあるのは感覚ニューロンと運動ニューロンの間をつなぐシナプスの変化で、これが「記憶」の本質であるとエリック・カンデルは考えました。行動の裏にあるシナプス変化の満たすべき性質と、それを支える分子メカニズムを解明すれば記憶がわかるのではないかと、精力的に研究が進められました（2000年ノーベル生理学・医学賞受賞）。

また、海馬での長期増強が、このアメフラシのシナプスで起こる変化の性質を満たしていることから、海馬も記憶のメカニズムの研究に広く使われるようになりました。利根川進先生らはマウスの海馬を用いて、分子、細胞、回路レベルで記憶の分子メカニズムを精力的に研究を進めています。

➡ アメフラシ

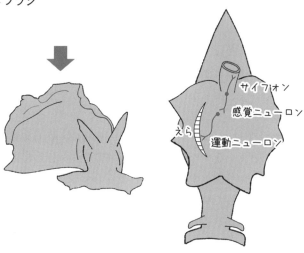

サイフォン
感覚ニューロン
えら
運動ニューロン

6-11 高次機能とは

6-11-1 高次機能とは

　感覚は中心溝より後ろに入り、基本は背側に「どこだ情報」、腹側に「なんだ情報」が入ります。それが統合されて意識にもとづいた活動が可能になります。「どこだ情報」を統合するのは頭頂葉の上部、「なんだ情報」を統合するのは側頭葉になります。この統合された情報にもとづいて「どうする回路」に入り、認知機能、思考、意思決定にもとづいて運動の計画立案がされ、それが実行系に送られて行動となります。見る、聴く、動くなどの基本的な機能に対し、このように情報の結合と計画立案を伴う高度な機能を高次機能と呼びます。

　脳の高次機能にはさまざまな大脳皮質の領域の連合が必要となります。下の図の感覚認知系から運動系の間をつなぐところにあたります。

➡ 高次機能

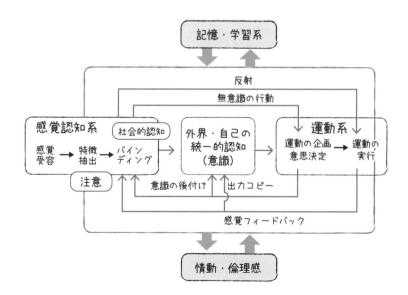

大脳皮質で、情報を結合する部位を連合野とよびます。体性感覚、視覚、聴覚の情報は頭頂の連合野で統合され、それが運動前野に送られ、そこからさらに運動野である中心前回に送られ、運動指令が送られます。運動前野は一連の運動のプログラミングに大事です。

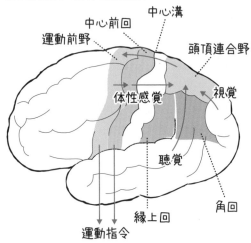

→ 大脳皮質の連合と運動指令

　高次機能について考える手がかりとして、脳のどの部分が障害されるとどういう異常が起こるかが知られており、どういった機能がどの領域に担われているか推測することができます。

6-11-2 失語

　失語とは言語の障害です。言語は、まず耳から入ってきたことを理解し、それにもとづいて話すという過程が必要となります。これにかかわる脳領域は、言語障害のある患者さんの臨床症状と脳病変との対応で同定されました。感覚にかかわるウェルニッケ領域と運動にかかわるブローカ領域、それをつなぐ線維である弓状束（きゅうじょうそく）（とそれが通る縁上回（えんじょうかい））が同定されています。

➡ ブローカが前、ウェルニッケが側頭葉、それをつなぐのが弓状束

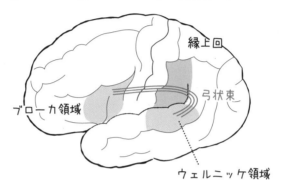

縁上回

弓状束

ブローカ領域

ウェルニッケ領域

運動性失語とは	内容は理解していても、思っていることを話せない。ブローカ領域の障害で起こる。
感覚性失語とは	流暢に話すことはできても、内容が意味不明瞭。ウェルニッケ領域の障害で起こる。
伝導性失語とは	普通に話すのはそれほど問題ないが、言われたことを復唱することが難しくなる。弓状束の異常で起こる。

骨相学の開祖、フランツ・ガル、
洞察眼をもつ天才かはたまたペテン師か

大脳皮質には機能領域の区分があります。その有名な例は一次感覚野、運動野、視覚野、さらには運動言語野（ブローカ）、感覚言語野（ウェルニッケ）ですが、このように脳には機能区分があるはずと言い出したのは骨相学のフランツ・ガルです。彼は「脳にはさまざまな機能をする部位があり、発達にもとづいて脳のその部位のサイズが変わる」、さらには「それが頭蓋骨に反映されるため、頭蓋骨を触ることによって脳のどの機能が発達しているかがわかり、その人の性格が診断できる」と言い出しました。これが「骨相学」の起こりです。彼の機能区分はまったくのでたらめで証拠があるわけではありませんので、ペテン師と考えることもできますが、一方で脳に領域区分があるというのは鋭い洞察だと思います。

● **ガルの考えた脳領域とそれぞれの機能。機能についてはまったくの想像と思われる。**

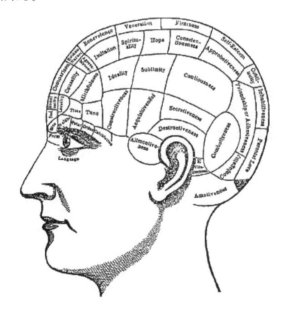

6-11-3 失認

　失認とは感覚の統合の異常で起こるもので、どこが障害されているかでさまざまな症状がみられます。

➡ 上が「どこだ情報」、下が「なんだ情報」の経路

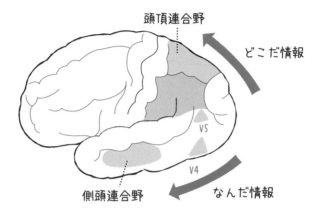

頭頂連合野

どこだ情報

V5

V4

側頭連合野

なんだ情報

　視覚、体性感覚、聴覚の「どこだ情報」は頭頂葉の上部で統合されます。空間の位置情報は右脳のその下部でさらに処理されます。したがってそれが障害されると以下のような症状が出ます。

半側空間無視とは　　空間の左半分が認知できない。右脳の頭頂連合野の損傷で起こる。

身体失認とは　　自分の体の部位の認知ができない。身体部位失認、半側身体失認、手指失認などがある。左脳の頭頂連合野の損傷で起こる。

視覚性運動盲とは　　動きが認知できない。V5 の障害で起こる。

　また、「なんだ情報」は側頭連合野で統合されます。そこが障害されると、ものが見えているのにそれが何かがわからないとか、人の顔がわからないということが起こります。が、その場合、例えば触ってみるとか音で聞く場合には理解できるという、感覚の乖離が起こりえます。

物体失認とは　　ものがわからない。左脳の側頭連合野の損傷で起こる。

相貌失認とは　　人の顔がわからない。右脳の側頭連合野の損傷で起こる。

　また、以下のようなものもでます。

色彩失認とは　　色の認知ができない。V4 の障害で起こる。

6-11-4 失読、失書、失算

　ものを読む、書く、計算するといった作業は、統合された位置情報に関連して物事に順序をつけ、それをもとにさまざまな情報処理が行われる必要があります。頭頂葉の上部（上頭頂小葉）のすぐ下にある角回（かくかい）で行われ、その障害では失読、失書、失算の症状が出ます。

➡角回

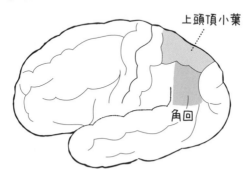

上頭頂小葉

角回

6-11-5 失行

　失行は感覚の統合から運動の指令につながる過程のどこかの異常で起こり、さまざまな行動障害が出ます。

　運動には位置情報の理解（自分の体と外界との関係）が必要ですし（頭頂葉上部、右脳の縁上回）、順番（シークエンス）が必要ですし（左脳の角回）、またそのシークエンスのイメトレをまずやって、それをもとに運動指令を出すという過程があるようです（縁上回）。イメトレにはヒトのまねをするという過程も含まれるようです（縁上回のミラーニューロンシステム）。

　したがって失行には、こういったさまざまな過程の障害が含まれています。

観念失行とは　運動の観念がわからない、例えば、道具を使って一連の行動をすることができない。順序なので左脳の角回の障害。

観念運動失行とは　運動の観念を実際の運動実行系につなげられない、例えば言われたことをできない、まねすることができない。感覚の統合から一連の行動につなげられず左脳の縁上回の障害で起こるとされている。

着衣失行とは　衣服を着たりすることができない、位置情報を行動につなげないので右脳の頭頂葉上部と縁上回の障害。

肢節運動失行とは　手先を使って細かい運動ができない、手指の感覚を運動につなげられないので中心回〔中心前回（一次運動野）、中心後回（一次体性感覚野）〕の障害。

拮抗性失行／分離脳とは　右手と左手で正反対の行為をしてしまう。右と左の意思疎通ができない脳梁（左右の大脳半球をつなぐ線維）の障害。

構成失行／障害とは　空間的な構成（積み木や図形の模写）ができない。現在では本来の失行ではないと考えられている。頭頂葉の障害で左脳では細部の描写が困難となり、右脳では全体的把握ができなくなる。

6-11-6 認知機能の障害

　認知症は通常、老化に伴い、脳のニューロンが脱落し認知機能の障害を生じる疾患の総称です。さまざまな原因によるさまざまな病型が含まれ、障害される領域により症状も異なります。前頭前野、特に眼窩前頭野の障害で認知機能の障害が起こることが知られています（鉄の棒が頭を貫通し、生還するも人格と行動に変調をきたしたフィネアス・ゲージの例が有名）。アルツハイマー病では主に側頭葉が萎縮し記憶障害が最初に出てくるのに対し、前頭側頭型認知症（FTD）、ピック病のようなタイプは前頭前野が障害され、高次の認知機能障害が最初に出ることが知られています。

➡ 脳領域とその障害で起こる認知機能障害

前頭前野	意欲の低下、注意障害、脱抑制、怒りっぽくなる
高次運動野	熟練した運動の障害、一連の運動の開始や遂行の障害
一次視覚野	皮質盲あるいはその無視
高次視覚野	物体失認、相貌失認、色彩失認、視覚性運動盲
側頭連合野	物体失認、相貌失認
一次聴覚野	皮質聾あるいはその無視
頭頂連合野	半側空間無視、半側身体失認、身体部位失認、構成障害、着衣失行
縁上回	観念運動失行
角回	失読、失書、失算、観念失行

米国での神経生物学／神経科学講座の発祥

戦争によるヨーロッパの衰退と研究者の移住も背景に、20世紀の神経科学は米国で進められました。最初は解剖学、薬理学、生理学などそれぞれの学科で別々に研究されていました。例えばNIHには生化学の研究室があり、ジュリアス・アクセルロッドやシドニー・ユーデンフレンドといった方々が神経伝達物質を精力的に研究されていました。

早くから神経科学の講座がつくられたのはハーバード大学で、もともとジョンズ・ホプキンス大学の薬理学にいたステファン・クフラーが電気生理、神経薬理、解剖などの研究者を一同に集めて神経科学としてアプローチするというものが最初でした。

ほぼ同じ頃に、解剖や神経細胞学、生化学、生理学などを集めてワシントン大学（セントルイス）やウィスコンシン大学でも神経科学が始められ、その後ウィスコンシン大学にも関与したレイ・ギレリーなどをリクルートすることでシカゴ大学でも神経科学が始まりました。

一方ジョンズ・ホプキンス大学では薬理学、例えばソロモン・スナイダーなどを中心に神経科学が進み、また、精神医学、神経学の分野でもさまざまな研究者が集まりました。

イエール大学もさまざまな研究者（例えばパスコ・ラキーシュ）をリクルートして神経科学の研究拠点を形成しています。

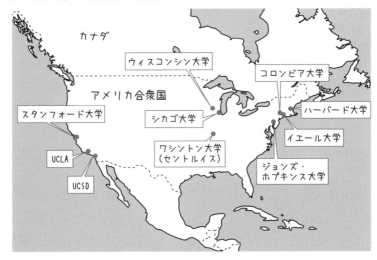

カリフォルニアでは Chapter 4 の Column にも述べたザック・ホールを中心
とした NMJ の研究グループ、LTP の研究グループなどを中心に神経科学の
研究が行われました。

コロンビア大学はニューヨーク大学にいたエリック・カンデルをリクルート
して神経科学研究所をつくり、そこにさまざまな研究者をリクルートして、
神経科学の研究拠点ができました。

スタンフォード大学は後発でしたが、その後若くて優秀な神経科学者を集め
て、現在は強力な研究グループを形成しています。

研究は人が行うもので、人の周りに人が集まって形成される流れがあり、
そのなかになんとなく受け継がれていくフレーバーというものがあります。
「あの人はどこどこ出身だそうだけど、なんとなくそういう感じがあるよね」
みたいなことが言われたりしますが、こういったものが研究のなかでの「な
んとか学派」をつくっていくのだと思います。

Chapter 7

神経化学・薬理学

伝統的に、「神経化学」というと神経伝達物質を扱う学問になります。また、神経系に作用する薬はその多くが神経伝達物質を標的にしています。そこでChapter 7では神経伝達物質とその経路に関与する薬物についてまとめて勉強しましょう。

神経伝達物質とレセプター

　神経伝達物質は特異的なレセプターに結合して作用する化学物質です。このようにレセプターに特異的に結合する分子をリガンドとよびます。神経伝達物質にしろ薬にしろ、リガンドとレセプターの結合特異性がその作用の基本にあります。

　レセプターはその結合特異性、反応性の違いでさまざまな種類に分けられます。細胞ごとに異なる多様なレセプターの発現パターンが、伝達物質の働く経路と機能を決定します。

➡ レセプターとリガンド

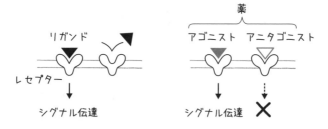

　神経伝達物質は、便宜的にⒶシナプスでの神経伝達物質とⒷボリューム伝達を行う神経調節分子に分けられます。これらの違いは、作用がⒶ特定のシナプスでのピンポイントの伝達に関与しているか、あるいはⒷボリューム伝達という比較的広範囲の伝達に関与しているか。さらに、効果がⒶ局所的か、Ⓑ広範囲か、によって分けられます（**2-6** で述べました）。

　薬の多くは、本来のリガンドに代わりレセプターに結合することで作用を発揮します。その結合性と反応性で薬はアゴニストとアンタゴニストにわけられます。

アゴニストとは　リガンドと同じような作用を引き起こす物質です。
アンタゴニストとは　リガンドの作用を阻害するような物質です。

7-2 神経伝達物質の合成と代謝

　神経伝達物質は神経終末で合成され、分泌小胞につめられ、それがシナプス前膜にドッキングして、シナプス間隙に分泌され、作用した後、分解されるか、神経終末に再取り込みされます。これらの代謝を含めた過経にかかわるさまざまな部位が、神経系に作用する薬の作用点になります。

● 神経系の薬の作用点

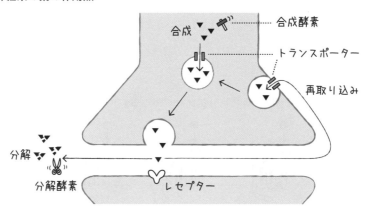

　具体的には、レセプター以外に、伝達物質の合成酵素、伝達物質の分解酵素、その再取り込みやシナプス小胞へのローディングを行うトランスポーターなどが考えられます。

7-3 レセプターの種類と動態

　レセプターは大きく2種類に分けられます。

　1つはイオンを通すチャネルで、もう1つはGタンパク質という細胞内情報伝達系の分子にカップルしたレセプターです。前者はチャネルが開いてイオンが流入するので反応が比較的早く、後者はシグナル伝達を介するので比較的遅いのが特徴です（2-6）。

　Gタンパク質にカップルした細胞内のシグナル伝達はGタンパク質の種類（Gs、Gq、Gi、Go、Golfなどの名前がついている）によって異なり、カルシウム（Ca⁺⁺）のリリースを起こすものと、サイクリックAMP（cAMP）の量を変えるものとあります。Ca⁺⁺やcAMPは細胞の電位を変えたり酵素の働きを変化させたりします。

❔ Gタンパク質にカップルしたレセプター：Gs、Gq、Gi

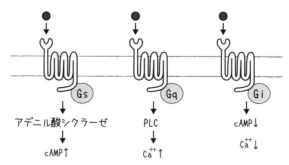

レセプターは細胞の膜上を動き回っており、その動き（動態）は細胞の反応性を決定する1つの過程でもあります。レセプターは細胞膜表面から細胞内に内在化します。内在化されたレセプターはまた細胞表面にリサイクルされる場合もありますし、分解される場合もあります。リガンドや薬物が投与された後、レセプターが内在化され、レセプターの細胞表面の数が減り、その細胞の反応性が低下することがあります。これを脱感作とよびます。

➡ レセプターの動態

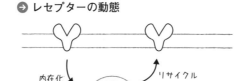

Chapter 7　神経化学・薬理学

7-4 CNSへの薬物送達経路

　中枢神経系に薬の入る経路は大きく2つに分けられます。1つは血液を介して入る場合、もう1つは脳や脊髄を循環している脳脊髄液（CSF）を介して入る場合ですが、どちらも自由にモノが出入りするわけではありません。前者にはBBB、後者には髄膜が関与し、このような構造を通過できるかどうかが、中枢神経系の薬を考えるうえで重要となります。

● BBB

　BBBは、概して水溶性よりも脂溶性のモノが通りやすいです。また、脳にはBBBの存在しない部位が存在します。

→ BBB のない場所

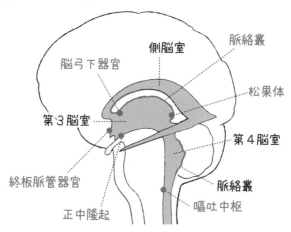

　BBBは、例えば抗がん剤が中枢神経系に入るかどうか？ や、脳腫瘍にがん免疫療法が使えるかどうか？ といったことを考えるうえでとても大事になってきます。薬を投与する際には中枢移行性を考えて薬を選択し、投与量や方法を決める必要があります。

● 髄膜

　脳を包む膜＝髄膜は3枚に分けられます。一番外の膜が硬膜で、これは骨に面しています。その下がクモ膜で、さらに下に軟膜があります。軟膜は脳／脊髄の表面にくっついているので分離することはできません。クモ膜と軟膜の間が空間（クモ膜下腔）となっていて、そこをCSFが流れますし、また動脈もここを走ります。

　3-1-5で述べましたし、8-2でも見ますが、CSFは、脳の外側から血管を伴って脳室内に落ち込んでできた脈絡叢から、血液が脳室内に滲み出てできます。そこから脳室内を還流し、第4脳室のところで外に出て、最後はクモ膜顆粒を通じて硬膜の間にある硬膜静脈洞に帰ります。

　したがって、脈絡叢が薬の通る場所になります。

➡ 硬膜、クモ膜、軟膜とCSFの還流

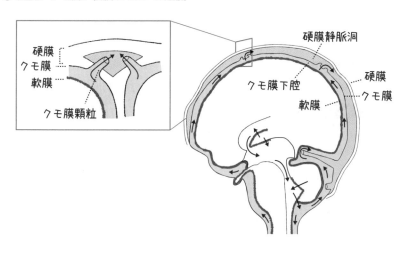

Chapter 7　神経化学・薬理学

7-5 神経伝達物質各論

7-5-1 アミノ酸からカルボキシル基を外したアミン
（モノアミン）

神経伝達物質のほとんどはアミノ基をもつアミン、特にモノアミンです。

アミンとは

アンモニア（NH_3）の水素分子（H）を炭化水素基（$-CH_3$ など）などで置換したもの。1つ置換したアミン（CH_3NH_2 など）の $-NH_2$ の部分をアミノ基という。

モノアミンとは

アミノ基（$-NH_2$）が1つ付いた神経伝達物質に使われる総称です。そのなかでカテコールアミンとよばれるものがあります。

カテコールとは

ベンゼン環にヒドロキシル基（-OH）が2つ付いたもの。

カテコールアミンとは

カテコールにアミノ基がついたもの。これにはドパミン、ノルアドレナリン、アドレナリンが含まれます。

すべてアミノ酸からスタートしてその構造を整理してみましょう。アミノ酸というのはアミノ基とカルボキシル基（-COOH）をもつ分子ですので、アミノ酸をそのまま、あるいは修飾したうえで、カルボキシル基を外すとアミンになります（英語で語尾が -amine になっていることに注意しましょう）。

● フェニルアラニン　→　カテコールアミン（ドパミン、アドレナリン、
　　ノルアドレナリン）

フェニルアラニン　　チロシン　　L-ドーパ　　ドパミン

カテコール

アドレナリン　←　ノルアドレナリン

フェニルアラニンからスタートして、カテコールアミン〔ドパミン（dopamine）、アドレナリン、ノルアドレナリン〕ができます。

ノルアドレナリンは交感神経の節後線維から分泌される神経伝達物質です。それと似たアドレナリンは副腎髄質から分泌されるホルモンとして単離された物質ですが、神経伝達物質としても働きます。どちらも交感神経を興奮させるような状態を体に起こします。

また、ノルアドレナリンは神経調節分子でもあり、脳幹の青斑核に存在し、そこから脳内のさまざまな部位に投射し影響を及ぼすことが知られています。ドパミンも神経調節分子ですが、中脳の黒質、腹側被蓋核に存在していて、そこから脳内のさまざまな部位に投射しています。報酬系、運動調節系などに関与していることが知られています。パーキンソン病では黒質が変性しドパミンが減少することが知られています。統合失調症に使われる薬はドパミンの作用を抑えるものが多いです（偶然見つかったのですが）。

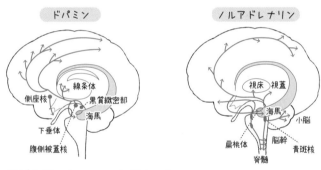

● トリプトファン　→　セロトニン

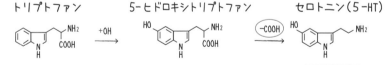

トリプトファンからスタートしてセロトニン、別名 5-HT（5-hydroxytryptamine）ができます。

セロトニンは神経調節分子の 1 つで、脳幹の縫線核から脳内のさまざまな部位に投射し影響を与えます。抗うつ薬はセロトニントランスポーターを阻害することにより、脳内のセロト

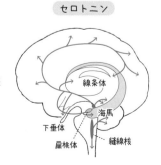

ニンレベルを上げることが知られています。また、幻覚を起こすLSDはセ
ロトニンレセプターに作用することが知られています。

● ヒスチジン　→　ヒスタミン

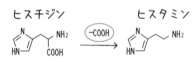

ヒスチジンからスタートして、ヒスタミン
(histamine) ができます。

ヒスタミンも神経調節分子の1つですが、抗
ヒスタミン剤で眠くなることからわかるよう
に、脳内のさまざまな部位に影響を及ぼすと考えられます。

● グルタミン酸　→　GABA

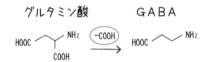

グルタミン酸からスタートして、GABA(ガンマアミノブチル酸)ができます。

グルタミン酸は脳内の興奮性シナプスの主要な神経伝達物質（7-5-3）、そ
れに対してGABAは抑制性シナプスの主要な神経伝達物質です。

こういった生合成の過程はそれぞれ決まった酵素・補酵素に担われます。

神経伝達物質、カテコールアミン代謝の研究

アミノ酸の代謝は初期の生化学ではバクテリアを用いて研究が進められました。その過程で同定されたのがキヌレニンというトリプファン由来の物質で、これは大阪大学の古武弥四郎先生（1879-1968）が見つけられたものです。このトリプトファン代謝研究の流れで、トリプトファンにヒドロキシル基を入れる酵素を見つけられたのが早石修先生（1920-2015）です。早石先生はこれが酸素をダイレクトに入れるオキシゲネースによる反応であるということを見つけられました。

同様にカテコールアミンの合成の最初のところで、チロシンにヒドロキシル基をいれるチロシン水酸化酵素がありますが、精製されたのが永津俊治先生です（水酸化酵素という名がついているにもかかわらず酸化酵素）。永津先生はNIHのシドニー・ユーデンフレンド（1918-2001）の研究室でこの仕事をされましたが、その当時NIHには神経伝達物質であるカテコラミンの代謝を研究している研究者がたくさんいました。そのなかの一人のジュリアス・アクセルロッド（1912-2004）は、学位がなく長いことテクニシャンをされていたのですが、40歳を過ぎてから学位をとられ、43歳でNIHに研究室をもち、カテコールアミンの代謝の研究を精力的に進め、その功績によりノーベル賞を受賞されています。

さらに、このNIHの同じ研究部門ではヌクレオチドがアミノ酸を決定するコドンの研究がされましたが、この裏には非常におもしろい人間模様があります。その辺りの話は『The Least Likely Man』というマーシャル・ニーレンバーグ（1927-2010）のことを書いた本を読まれることをおすすめします。

7-5-2 アセチルコリン

　アセチルコリン（ACh）も、アミン（エタノールアミン）からスタートして
その構造を考えるとわかりやすいです。

エタノールアミンとは

　エタノール（CH₃CH₂OH）のメチル基（-CH₃）のHがアミノ基（-NH₂）に
なったもの。

| エタノールアミン | コリン | アセチルコリン（ACh） |

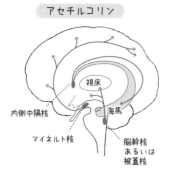

アセチルコリン

　エタノールアミンのNにメチル基（-CH₃）
をつけてコリンにして、さらにアセチル基
（-CH₃CO）をつけるとアセチルコリンになり
ます。アセチルコリンは末梢神経の終末や副
交感神経の節後線維から出る神経伝達物質で
す。また、それ以外にも自律神経系の節前線
維から出ますし、さらに脳内で神経調節分子
としても働いています。大脳の腹側基底部に
あるマイネルト核から脳内のさまざまな部位
に投射すること、それがアルツハイマー病で
は減少していることが知られています。

7-5-3 アミノ酸そのもの

　アミノ酸そのものも神経伝達物質になり、グルタミン酸、アスパラギン酸、
グリシンなどが有名です。
　グルタミン酸は 7-5-1 でも述べたように脳内の興奮性のシナプスの主要な
伝達物質です。アスパラギン酸も興奮性の伝達物質です。それに対してグリ
シンは抑制性の伝達物質です。

7-5-4 神経ペプチド

アミンより大きいペプチドから
なる神経伝達物質です。代表的な
ものだけ挙げておきます。

● オピオイド

オピオイドとは麻薬（オピエイ
ト）に似たものという意味です。
モルヒネのような麻薬に私たちの
脳が反応するということは、モル
ヒネが反応するレセプターに反応
する、身体の中で本来つくられる
リガンドがあるのではないかとい
うことで、そのリガンドが探索さ
れた結果、見つかってきたものの
総称です。

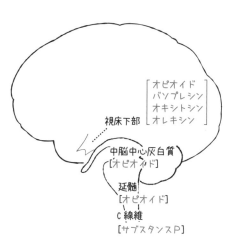

視床下部 ［オピオイド
バソプレシン
オキシトシン
オレキシン］

中脳中心灰白質
［オピオイド］

延髄
［オピオイド］

C線維
［サブスタンスP］

Column

沼正作と中西重忠

京都大学の沼正作先生（1929-1992）と中西重忠先生は視床下部、下垂体のホ
ルモンの遺伝子決定をされ、その過程で、こういったホルモンが大きなペプ
チドとして合成され、それが分解されてできること、また、その分解の過程
でさまざまなペプチドが合成され、それぞれがさまざまな活性をもつことを
明らかにしました。例えば前述のオピオイドもそうです。
エンドルフィンはプロオピオメラノコルチンとよばれるペプチドからできま
す。このペプチドからACTHやメラノコルチンとよばれるペプチドもでき
ます。エンケファリンはプロエンケファリンから生成されます。ダイノル
フィンはプロダイノルフィンから生成されます。

モルヒネのレセプターは3種類見つかっており、それぞれに対するリガンドが見つかっています。

レセプター	リガンド（オピオイド）
①μレセプター（ミュー）	エンドルフィン
②δレセプター（デルタ）	エンケファリン
③κレセプター（カッパ）	ダイノルフィン

これらはまず大きなペプチドがつくられ、それが分解酵素で切られて生成されるペプチドであることが知られています。

痛みの緩和に用いられるモルヒネと同じレセプターに反応するリガンドですから、痛みの軽減に関与していると考えられます。

● **サブスタンスP**

サブスタンスPは神経調節分子の1つで痛覚や炎症に関係していることが知られています。

● **オレキシン**

オレキシンは食欲、睡眠に関係することが知られています。

● **オキシトシン、バソプレシン**

オキシトシン、バソプレシンはどちらもペプチドからなる下垂体後葉のホルモンです。視床下部で合成され、下垂体にたまりますが、視床下部から脳のさまざまな領域に投射し、神経調節分子としても影響を与えることが明らかになりつつあります。社会性行動（親子のつながり、愛情、共感、攻撃性など）に関与していることが知られています。

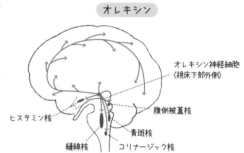

オレキシン

オレキシン神経細胞
（視床下部外側）

ヒスタミン核

腹側被蓋核

青斑核

縫線核

コリナージック核

自閉症

自閉症は現在は①社会性行動の異常と②反復性行動という２つの症状をもつことで診断される発達精神障害です。８０人に１人以上で発症がみられます。遺伝要因の関与が強く、なんらかの要因で脳の発達に異常が生じ、３歳より前に（おそらく１歳より前にすでに）なんらかの異常が検出されます。

ヒトの脳は感覚情報にもとづいて外界と自分の位置関係を１つの世界として再構成し、それにもとづいて外界に対する自分の行動を決定していると考えられます。その世界を実際の外界と比べながら、予期したものと異なる場合には外界からの感覚情報に合わせて脳内の世界をリバイスし、それに対応する形で行動を変えていくのです。自閉症では感覚情報の入り方が異常であると同時に、脳内の世界では予期していなかったことが起きた時に対応できないのでは、と考えることもできます。社会性行動の異常とは、相手の反応の読み取りと対応（「共感」）ができないということです。反復性行動とは、外界の様子に合わせながら適応することが苦手で、予期されることにこだわるということかもしれません。

7-5-5 脂質、エイコサノイド、エンドカンナビノイド

マリファナの成分である THC は、カンナビノイドとよばれる化学物質の一種です。カンナビノイドに対するレセプター CB1・CB2 が同定されており、これら CB1・CB2 に対する内因性のリガンドとして同定されたものをエンドカンナビノイドとよびます。

エンドカンナビノイドは細胞膜の脂質から形成されるアナンダマイド、あるいは 2 アラキドノイルグリセロールです。どちらもアラキドン酸に分解されます。

アラキドン酸を骨格にもつ物質をエイコサノイドとよびます（つまり、エンドカンナビノイドはエイコサノイドの一種でもあります）。エイコサノイドには、アラキドン酸から合成されるさまざまなプロスタグランジンがあります。

→ アナンダマイド、2・アラキドノイルグリセロール、アラキドン酸

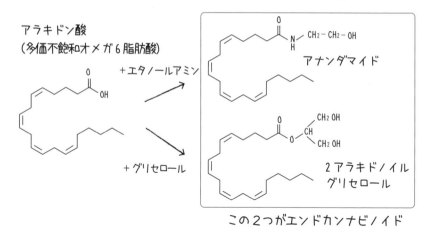

この 2 つがエンドカンナビノイド

7-5-6 神経伝達物質とそのレセプター、レセプターを標的にした薬について

ここまで神経伝達物質とそのレセプターの話をしてきましたが、例えばドパミンであれば D1 レセプター〜 D5 レセプターといったように、1 つの神経伝達物質に複数のレセプターが存在します。

➡ レセプターとその下流の情報伝達のまとめ

神経伝達物質	レセプター			
	シグナリング			チャネル
	カルシウム	cAMP 上げる	cAMP 下げる	イオンの変化 (Na^+、K^+、Ca^{++} など)
グルタミン酸	代謝型 (グループ I)		代謝型 (グループ II、III)	イオンチャネル型 (NMDA、AMPA、カイニン酸)
GABA			GABA$_B$	GABA$_A$
ドパミン		D1、D5	D2、D3、D4	
ノルアドレナリン／アドレナリン	$\alpha 1$	β	$\alpha 2$	
セロトニン (5-HT)	5-HT$_{2A}$、5-HT$_{2C}$	5-HT$_4$、5-HT$_5$、5-HT$_6$、5-HT$_7$	5-HT$_{1A}$、5-HT$_{1B}$	5-HT$_3$
ヒスタミン	H1	H2	H3	
アセチルコリン	ムスカリン性 1、3、5		ムスカリン性 2、4	ニコチン性

これらの流れを大まかに理解しておけば、cAMP を上げるレセプターの機能が落ちている時は、cAMP の分解を抑える薬を使えば回復が期待できますし、カルシウムチャネルの異常であれば、細胞内のカルシウムの濃度を変えるような働きをする薬を使えばその作用を補うことができるわけです。

次ページから神経伝達物質とそのレセプター、レセプターに対する薬（アゴニスト・アンタゴニスト）をまとめておきます。必要に応じて参照してください。

● 各神経伝達物質の発現部位、レセプターの種類、アゴニスト、アンタゴニスト

	発現部位	レセプターの種類		作用
グルタミン酸	中枢神経系	イオンチャネル型	AMPA	シナプス伝達
			カイニン酸	シナプス伝達
			NMDA	シナプス伝達
		代謝型	Gq グループ I (mGluR1、 mGluR5)	シナプス調節
			Gi/Go グループ II (mGluR2、 mGluR3)	シナプス調節
			Gi/Go グループ III (mGluR4、 mGluR6、 mGluR7、 mGluR8)	シナプス調節
GABA	中枢神経系	イオンチャネル型 GABA$_A$R		抑制性シナプス
		代謝型（Gi/Go） GABA$_B$R		シナプス抑制
グリシン	脳幹、脊髄	イオンチャネル（Cl$^-$）		シナプス抑制
ドパミン	脳（中脳）	Gs　D1/D5		神経調節
		Gi/Go　D2/D3/D4		神経調節
ノルアドレナリン ／アドレナリン	脳（橋・延髄）、脊髄、 交感神経節後線維	Gq　α1		神経調節
		Gi/Go　α2		神経調節
		Gs　β1		神経調節
		Gs　β2		神経調節

アゴニスト	アンタゴニスト	
AMPA	CNQX	グルタミン酸
カイニン酸	LY294486	
NMDA アスパラギン酸 メマンチン グリシン D-セリン D-サイクロセリン	MK801 フェンサイクリジン ケタミン	
DHPG MPEP		
AP4		
ムッシモール ベンゾジアゼピン バルビツール酸 アルコール 麻酔薬	ビククリン ピクロトキシン	GABA
バクロフェン	ファクロフェン	
	ストリキニーネ	グリシン
SFK38393	SCH23390	ドパミン
ブロモクリプチン プラミペキソール アリピプラゾール*	ハロペリドール* クロルプロマジン* (*→抗精神病薬)	
フェニレクリン	プラゾシン	ノルアドレナリン /アドレナリン
	ヨヒンビン	
イソプロテレノール	プロプラノロール	

物質	部位	受容体		作用
セロトニン (5-HT)	中枢神経系（橋・延髄）	Gi/Go 5-HT$_1$ Gq 5-HT$_2$ Gs 5-HT$_4$ Gs 5-HT$_5$ Gs 5-HT$_6$ Gs 5-HT$_7$ チャネル 5-HT$_3$		神経調節
ヒスタミン	中枢神経系 （視床下部） 末梢	Gq H1		神経調節
		Gs H2		神経調節
		Gi/Go H3		神経調節
アセチルコリン	中枢神経 （大脳底部・脳幹） 末梢神経筋接合部 節後線維	ムスカリン性	Gq M1/M3/M5	シナプス伝達
			Gi/Go M2/M4	
		ニコチン性	チャネル	シナプス伝達
オピオイド	脳（視床下部・中枢・橋・進髄）	Gi/Go μ Gi/Go δ Gi/Go κ		シナプス調節
オレキシン	脳（視床下部）	Gq OX1 Gi/Go OX2		神経調節
オキシトシン	脳（視床下部） 末梢	OT Gq		神経調節 末梢ではホルモン
バソプレシン	脳（視床下部） 末梢	Gq V1a Gq V1b Gs V2		神経調節 末梢ではホルモン
エンドカンナビノイド	脳 免疫系 末梢	Gi/Go CB1 CB2		シナプス調節

※この他にもガスであるNOやプリン、さまざまなペプチドが神経伝達物質として作用します。

ブスピロン LSD トリプタン（5-HT$_{1D}$）	抗精神病薬	セロトニン （5-HT）
	ジフェンヒドラミン メピラミン （→抗ヒスタミン薬）	ヒスタミン
ジマプリット	シメチジン ランチジン トリヘキシフェニジル （→パーキンソン病薬）	
イメテット メチルヒスタミン チオペラミド		
ムスカリン ピロカルピン ベタネコール アレコリン	トリヘキフェニジル（→パーキンソン病薬） アトロピン スコポラミン	アセチルコリン
ニコチン バレニクリン	α-ブンガロトキシン クラーレ メカミラミン ヘキサメトニウム	
オピオイド ヘロイン モルヒネ フェンタニル ペンタゾシン メサドン　など	ナロキソン	オピオイド
		オレキシン
		オキシトシン
		バソプレシン
THC マリファナ		エンドカンナビノイド

➜ さまざまな神経伝達物質とそれにかかわる薬

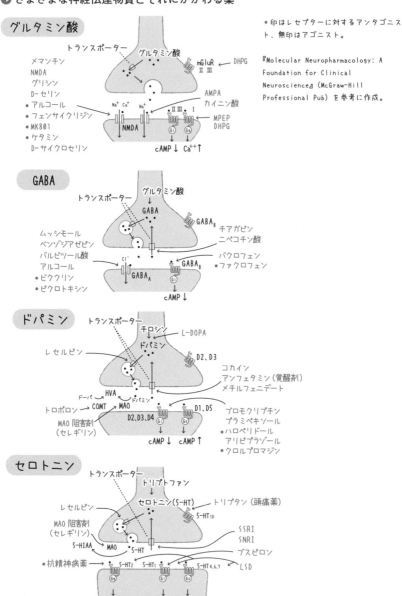

グルタミン酸

メマンチン
NMDA
グリシン
D-セリン
・アルコール
・フェンサイクリジン
・MK801
・ケタミン
D-サイクロセリン

トランスポーター
グルタミン酸
mGluR II III ← DHPG
$Na^+ Ca^+$ Na^+
AMPA
カイニン酸
II III I
NMDA MPEP DHPG
G_i G_s
cAMP↓ Ca^{++}↑

・印はレセプターに対するアンタゴニスト、無印はアゴニスト。

『Molecular Neuropharmacology: A Foundation for Clinical Neuroscience』(McGraw-Hill Professional Pub)を参考に作成。

GABA

トランスポーター
グルタミン酸
GABA
GABA_B
ムッシモール
ベンゾジアゼピン
バルビツール酸
アルコール
・ビククリン
・ピクロトキシン
Cl$^-$
GABA_A
チアガビン
ニペコチン酸
バクロフェン
・ファクロフェン
GABA_B
G_i
cAMP↓

ドパミン

トランスポーター
チロシン ← L-DOPA
ドパミン
レセルピン
D2、D3
コカイン
アンフェタミン(覚醒剤)
メチルフェニデート
ドーパ ← HVA
トロポロン → COMT MAO ← ドパミン
MAO阻害剤
(セレギリン)
D2、D3、D4
G_i D1、D5 G_s
cAMP↓ cAMP↑
ブロモクリプチン
プラミペキソール
・ハロペリドール
アリピプラゾール
・クロルプロマジン

セロトニン

トランスポーター
トリプトファン
セロトニン(5-HT)
レセルピン
5-HT_1D
MAO阻害剤
(セレギリン)
5-HIAA ← MAO 5-HT
・抗精神病薬 → 5-HT_2 5-HT_1 5-HT_4,6,7
G_q G_i G_s
↓ ↓ ↓
Ca^{++}↑ cAMP↓ cAMP↑
5-HT_3
トリプタン(頭痛薬)
SSRI
SNRI
ブスピロン
LSD

244

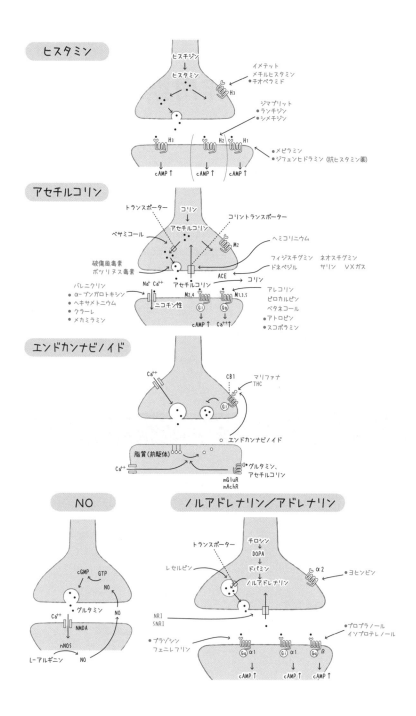

ヒスタミン

ヒスチジン
↓
ヒスタミン

イメテット
メチルヒスタミン
●チオペラミド
H3

ジマプリット
●ランチジン
●シメチジン

H3　　H2　H1
cAMP↑　cAMP↑　cAMP↑

●メピラミン
●ジフェンヒドラミン (抗ヒスタミン薬)

アセチルコリン

トランスポーター
コリン
↓
アセチルコリル
コリントランスポーター

ベサミコール

M2

ヘミコリニウム

破傷風毒素
ボツリヌス毒素

フィジスチグミン　ネオスチグミン
ドネペジル　　　　サリン　VXガス

アセチルコリル
ACE
コリン

バレニクリン
●α-ブンガロトキシン
●ヘキサメトニウム
●クラーレ
●メカミラミン

Na+ Ca++
M2,4　　M1,3,5
↓
ニコチン性
Gi　Gs
cAMP↑　Ca++↑

アレコリン
ピロカルピン
ベタネコール
●アトロピン
●スコポラミン

エンドカンナビノイド

Ca++

CB1

マリファナ
THC

Gi

エンドカンナビノイド

脂質(前駆体)

Ca++

mGluR
mAchR

グルタミン、
アセチルコリン

NO

cGMP　GTP
NO

グルタミン
Ca++　　NO
NMDA
nNOS
L-アルギニン　　NO

ノルアドレナリン／アドレナリン

トランスポーター

チロシン
↓
DOPA
↓
ドパミン
↓
ノルアドレナリン

レセルピン

α2

ヨヒンビン

NRI
SNRI

●プラゾシン
フェニレフリン

Gq　α1　　Gi　α1　　Gq　β
↓　　　　↓　　　　↓
cAMP↑　cAMP↑　cAMP↑

●プロプラノール
イソプロテレノール

7-6 中枢神経系作用薬

　中枢神経系の薬の考え方としては、

足りない活動を上げるか　／　余計な活動を下げるか

になります。そのやり方としては、

神経伝達（神経伝達物質あるいはその細胞内情報伝達）を制御する　／

ニューロンそのものを制御する　／　回路を制御する

があります。神経細胞そのものや回路に影響する薬は一般的ではないため、

ここでは主に神経伝達物質関連を扱います。

7-6-1 神経伝達を標的にする薬

　特定の神経伝達を上げる、下げる薬が以下の用途で使われます。

➡ 神経伝達を上げる／下げる薬

	ドパミン	セロトニン	アセチルコリン	GABA	グルタミン酸	Na$^+$チャネル
上げる	パーキンソン病の治療 覚醒剤	うつ・気分障害の治療	アルツハイマー病の治療	睡眠薬 鎮静剤 不安症の治療 てんかんの治療 麻酔薬		
下げる	統合失調症の治療	統合失調症の治療			麻酔薬 統合失調症様の症状 グルタミン酸毒性を下げる	麻酔薬 てんかんの治療

ここで注意すべきことは、治療したい病気のなかで薬が標的としている神経伝達が本当に病態の中心なのかどうかがわかっていないということ、それから病態に関係する脳部位特異的に神経伝達物質を上げ下げしているわけではないことです。

7-6-2 全身麻酔薬

　全身麻酔薬は脳を眠らせますが、吸入麻酔薬と静脈麻酔薬とあります。

● **吸入麻酔薬**

　イソフルレン、笑気ガスなど。じつは作用機序はいまだによくわかっていません。脂溶性が重要のようです（それによってチャネルなどのはまっている細胞膜の性状を変えて神経伝達を変えるのでしょうか？）

● **静脈麻酔薬**

・バルビツール酸系：$GABA_A$ レセプターに作用します。ペントバルビタールなど。

・ベンゾジアゼピン系：$GABA_A$ レセプターに作用します。ミダゾラムなど。

・プロポフォール：$GABA_A$ レセプターの活性化作用と NMDA レセプターの抑制作用の両方があります。

・ケタミン：NMDA レセプターのアンタゴニストで解離性麻酔薬に分類されるものです。解離性麻酔薬とは大脳皮質には抑制をかけますが、脳幹機能にはそれほど抑制をかけず、呼吸抑制や血圧の変化が少ないので安全とされている薬です。が、脳の辺縁系が皮質からの抑制を外れるので幻覚を見るとされており、覚醒後に現実と解離を起こしやすいことが知られています。これがケタミンが幻覚剤として乱用される理由です。

➡ **全身麻酔薬**

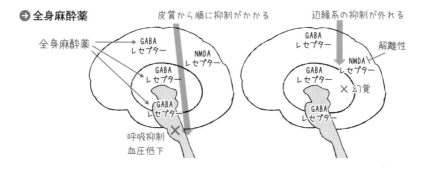

鎮痛薬

痛みは末梢から中枢まで送られますが、その途中で上からの調節がかかり、痛みの閾値（ある刺激を痛いと感じるかどうか）が変化します。その過程のどこかを標的にするのが鎮痛薬です。

内在性の鎮痛の神経伝達を担うオピオイドレセプターを標的とするものが多いです。

・主に**μレセプターに作用するオピオイド**：モルヒネ、ヘロイン、コデイン、メペリジン、メサドン、オキシコドンなど。

・主に**κレセプターに作用するオピオイド**：ペンタゾシン、ブトルファノールなど。

他に、炎症（痛みを起こす物質を出す状況）を抑える NSAID（非ステロイド抗炎症薬）も鎮痛に用いられます。抗うつ薬やドパミン D2 レセプターアゴニストが用いられることもあります。

➡ 痛みの経路と鎮痛薬

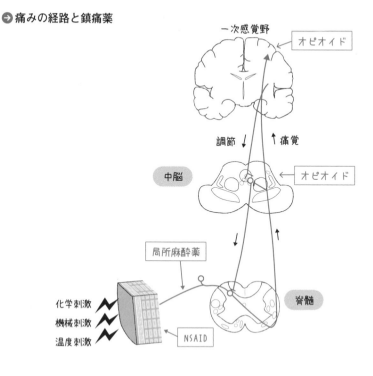

● 頭痛薬

　頭痛というのは何が痛いのでしょうか。脳に感覚はありません。が、髄膜、血管には体性感覚があります。したがってそれらが刺激されることにより頭痛が起こると考えられます。髄膜の神経支配は三叉神経あるいは頸神経が入ります。

　片頭痛の治療に用いられるトリプタンという薬があり、これは $5\text{-}HT_{1B/1D}$ のアゴニストで血管に作用する（血管を収縮させて周りの神経への圧迫をやわらげる）と言われています。

7-6-4 神経変性疾患の薬

　神経変性疾患というのはある特定の神経細胞が変性脱落することによって起こるもので、脱落した細胞を補う（再生も含めて）のが究極の治療と考えられます（3-5）。いくつかの疾患ではその脱落した細胞の担う情報伝達を支える薬を使うことで、治療がされています。

● パーキンソン病の治療薬

　パーキンソン病は中脳黒質緻密部のドパミン産生ニューロンの変性脱落で起こります。その投射先である大脳基底核でドパミンが足りなくなる結果、運動障害がでます。治療にはドパミンを補う薬が用いられます。

・**ドーパ**：ドパミンは BBB を超えないので BBB を超えるドーパを投与し、脳内でそれを脱カルボキシル酵素でドパミンに変えて、足りないドパミンを補ってやります。

・**カルビドーパ、エンタカポン**：ドーパが血中でドーパミンに変わる、あるいは分解されることを防ぐために、カルビドーパや、ドーパの分解酵素である COMT の阻害剤エンタカポンがドーパと混ぜて投与されます。

・**エンタカポン、セレギリン**：ドーパミンのニューロン内での分解を防ぐために、エンタカポンや、ドーパミン分解酵素である MAO の阻害剤セレギリンと一緒に投与されることもあります。

・**アマンタジン**：ドパミンの放出を促進し、ドパミンの再吸収を阻害して、ドパミンの量を増やします。またジスキネジアとよばれるドパミンの過剰による異常運動の抑制に効くとされてますが、その機構の詳細はよくわかっていません。

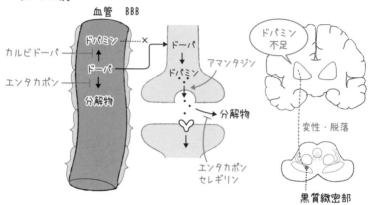

→ パーキンソン病

● アルツハイマー病の治療薬

　アルツハイマー病は主に側頭葉のニューロンが変性脱落していくことにより引き起こされます（6-11-6）。その原因はよくわかっていませんが、アミロイドやタウというタンパク質がたまり、神経変性が起こることが病理像での特徴となります。

・アセチルコリンエステラーゼ阻害薬（ドネペジル）：アルツハイマー病の動物モデルで、終脳の基底部から脳全体に投射する神経調節系であるアセチルコリン作動性ニューロンの脱落がみられたことから、アセチルコリンを分解する酵素であるアセチルコリンエステラーゼ阻害薬を使えばアルツハイマーに有効ではないかということで開発された薬です。

・NMDA レセプターアンタゴニスト（メマンチン）：過剰に放出されたグルタミン酸が、NMDA レセプターを介して神経変性において悪さをしているということから、NMDA レセプターを阻害すればいいのではないかということで使われています。

→ アルツハイマー病の病態

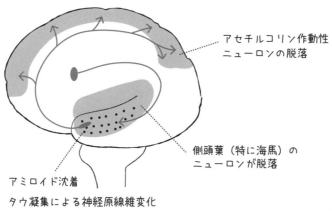

アセチルコリン作動性
ニューロンの脱落

側頭葉（特に海馬）の
ニューロンが脱落

アミロイド沈着
タウ凝集による神経原線維変化

Column

神経変性疾患と病態修飾療法

パーキンソン病はドパミンニューロンの変性脱落で起こる病気ですが、その症状は線条体を介した回路の異常によって引き起こされると考えられています。したがってその回路で異常に発火している部分を押さえる、あるいは発火していない部分を刺激することにより、パーキンソン病の症状の改善がみられる可能性があります。それを定位脳手術（脳内の特定の部位に電極を留置、刺激する）によって行ったパイオニアが日本の順天堂大学の楢林博太郎先生（1922-2001）です。ドーパの投与は黒質 - 線条体のドパミン系路だけを刺激するわけではないため副作用も多く、使いにくい薬とされていますので、特異的に回路を標的にした治療法はそれより効果があると考えられます。現在ではこの治療はパーキンソン病に劇的に効く方法として採用されています。

Chapter 7

神経化学・薬理学

また、アセチルコリンエステラーゼ阻害薬がアルツハイマー病の治療に結びつく可能性があると信じて、有効な治療薬を開発されたのはエーザイの杉本八郎先生です。この治療薬も比較的進行していないアルツハイマーには有功で、使える薬の選択を広げる役割をはたしました。

神経変性疾患ではニューロンの脱落変性が原因ですので、最終的にはそれを細胞移植などで補充するしかありません。が、ここまで説明したような病気の進行を遅らせる治療により症状の軽減を図る、病態修飾療法（ディジーズモディファイングセラピー）が現在精力的に研究されています。

⬤ 病態修飾療法の経過

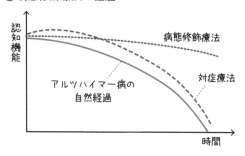

この他にも神経変性疾患にはさまざまなものがあります。例えば筋萎縮性側索硬化症（運動神経が脱落するもの）やハンチントン病（尾状核の神経細胞が脱落するもの）についても、ニューロンの変性脱落を少しでも遅らせる治療法が中心に行われています。また、球脊髄性筋萎縮症は、アンドロゲンレセプターの遺伝子にリピート配列が入ることによって起こる東海地方に多い神経変性疾患ですが、これについても現在日本で精力的にその変性脱落を抑える治療法の開発が進んでいます。球脊髄性筋萎縮症は欧米ではケネディー病とよばれていますが、愛知医学校（現在の名古屋大学医学部）の川原汎先生が世界で最初に臨床報告をされた病気です。

精神系に使われる薬

　くり返しますが、精神系の疾患は病気の本態がわかっているわけではなく、その薬も影響がある神経伝達物質を上げたり下げたりするという非常に荒っぽい原理にもとづいて使われていて、決して特異的な作用をもつものではないということに留意してください。

● **脳の活動を上げる薬**（抗うつ薬、向精神薬／覚醒剤）

　脳全体の活動レベルが下がっていると考えられる病気では、その調節を行う神経調節系を標的とします。精神活動に何らかの影響を与える薬＝向精神薬のうち、抗うつ薬に多いです。うつ病ではセロトニンの減少によって脳の活動性が落ちている可能性が考えられていますので、主にセロトニン系を標的とします。

- **セロトニントランスポーター阻害薬（SSRI）**：セロトニントランスポーター（セロトニンを細胞内へ取り込み、シナプスで作用するセロトニン量を下げる）を阻害してやれば、脳内のセロトニンの量が上がるのでは、ということで使われます。即効性はありませんが、有効性が示されています。またセロトニンだけでなく他のモノアミン系のトランスポーターが影響していることも知られており、それと両方に効く薬も使われています（SNRIなど）。

- **3環系抗うつ薬(TCA)**：以前使われた薬です。詳しくはわかっていませんが、神経調節系のどこか（再取り込みの阻害など）に作用すると考えられています。

- **MAO阻害剤**：モノアミンを分解するMAOを阻害することで、シナプスに作用するモノアミンの量を増やします。

- **アドレナリンα2レセプター阻害剤**：ミルタザピンという薬はセロトニンニューロン、ノルアドレナリンニューロンの終末にあるα2レセプターの阻害剤で、セロトニン、ノルアドレナリンの分泌が促進されます。

- **ケタミン**：即効性の抗うつ作用があり注目されています。抗うつ薬としての作用機序はよくわかっていません。

- **5-HT$_{1A}$レセプター部分作動薬**：5-HT$_{1A}$レセプターのパーシャルアゴニスト（本来のリガンドより弱く活性化させるアゴニスト）ブスペロンには抗不安効果があり、不安症の薬として用いられています（これは後述する抗不安薬とは別の作用機構）。

→ 抗うつ薬

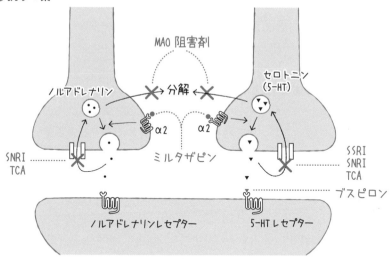

一方、ドパミン系などを刺激すれば脳全体の活動が上がり、報酬系も活性化されると考えられています。これが覚せい剤です。

・**覚醒剤**：アンフェタミンやコカインは、トランスポーターを阻害して結果的に脳内のさまざまな神経調節系を上げる働きがあり、それにより、脳の活動を上げる作用があります。これに類する薬物は覚醒剤となります（7-9-2）。

→ 覚醒剤

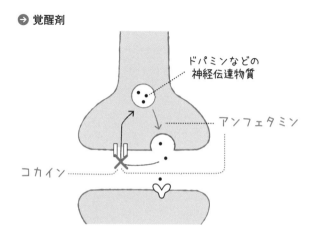

● **脳の活動を下げる薬（鎮静薬、抗不安薬、抗てんかん薬）**

興奮状態というのは脳の活動が異様に亢進しているのだから抑えれば鎮静作用が出るだろう、不安は不安を生じる脳領域の異常な活動で起こっているのだから鎮静すれば不安もおさまるだろう、てんかんは脳の異常な活動によって起こるのだから抑えればいいだろう、というのが発想です。大きく分けて2つの標的があり、

① **GABA レセプター作用薬**：抑制性のシナプスを活性化する GABA のアゴニストにより神経活動を下げます。ベンゾジアゼピン系、バルビツール酸系。

②**チャネル阻害薬**：神経の活動性を支える電位依存性のチャネルを抑えて細胞の興奮性を下げます。フェニトイン、カルバマゼピン、バルプロ酸など。

が使われます。GABA の再取り込みを抑える薬（チアガビンなど）も用いられます。

➔ **てんかんの薬の標的**

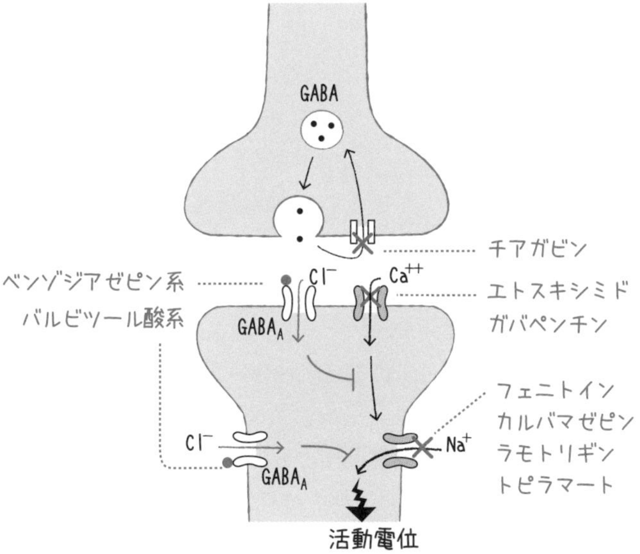

GABA
チアガビン
ベンゾジアゼピン系
バルビツール酸系
Cl⁻
Ca⁺⁺
GABAA
エトスキシミド
ガバペンチン
フェニトイン
カルバマゼピン
ラモトリギン
トピラマート
Cl⁻
Na⁺
GABAA
活動電位

7-6-6 睡眠薬

　睡眠させるには脳の活動を下げればいい、というわけで GABA 系を標的にした薬がたくさん用いられてきました。その他にも睡眠を調節する経路が明らかになってきて（6-3）、それらを標的とした薬もつくられています。

➔ 睡眠のメカニズムと睡眠薬

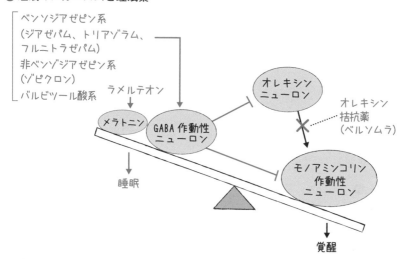

7-6-7 抗精神薬

　特にドパミン D2 系を標的とします。これは統合失調症のサイコーシスの状態（外界の状態が把握できない状態）にクロルプロマジンやハロペリドールが効くということが偶然発見され、これらは D2 レセプターを阻害することがわかりました。そのため、D2 レセプターの過剰が統合失調症の病態の背後にあるのでは、ということで開発され使われている薬です。

・クロルプロマジン、ハロペリドール：これらは第一世代とよばれ、ドパミン系を押さえてしまうので当然副作用も出ます。

・非定型抗精神薬：リスペリドン、ルラシドン、クロザピン、オランザピン、クエチアピン（ドン、ピンがつくものが多いです）。改良を行い、なるべく望ましくない副作用が出ないようにした第二世代です。D2 だけに効くのではなく、他の例えばセロトニンレセプターなどにも効くことが知られています。つまり統合失調症の病態の根幹はドパミン D2 の過剰だけでは説明できないということです。

・アリピプラノール：第三世代です。これは D2 のパーシャルアゴニストで、足りない部分には補い、過剰な部分には抑えるのではとも言われています。

　統合失調症の病態はそんなに単純なわけでもなく、統合失調症の陽性症状である幻覚、妄想には抗精神薬が有効なことが多いですが、他の症状、引きこもりなどの陰性症状や認知機能異常には抗精神薬はほとんど効きません。今後のさらなる治療法の開発が待たれています。

→ ここで標的にされている神経調節系の投射パターン

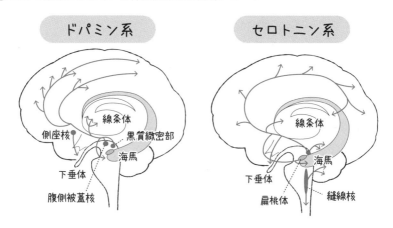

7-6-8 その他の研究中の薬

● 神経保護薬

・神経新生を上げる薬：バルプロ酸（これは 7-6-5 で述べたように神経新生に特異的なものではありませんが）。海馬などでの神経新生を上げる作用が抗うつ薬などに使える可能性があると考えられています。機序はわかりません。

・NMDA レセプターを遮断する薬：脳卒中後の神経変性には、過剰なグルタミン酸と NMDA レセプターを介した機構が関与しているとされ、これを遮断する薬も神経保護に使えるのではと考えられています。

● シグナル伝達を変える薬

・mTOR 阻害薬：てんかんや自閉症では mTOR という酵素がニューロンのなかで亢進しているものがあり、そういった病態では mTOR 阻害薬が薬として使えるかもと期待されています。

・ホスホジエステラーゼ阻害薬：ホスホジエステラーゼは cAMP を分解する酵素ですので、その阻害剤は細胞内の cAMP の濃度を上げることができます。そこで細胞内での cAMP 低下が病態をなす病気には、ホスホジエステラーゼ阻害薬が治療薬になる可能性があります。例えば、ドパミン D2 レセプターのシグナリング（cAMP の濃度上昇で阻害される）が線条体で過剰になっているとされる統合失調症の薬に使えるかも、と研究されています。

7-7 末梢神経系作用薬

　ここでは末梢神経でも、アセチルコリンを介した伝達が起こるシステムを中心にまとめます。アセチルコリンレセプターにはニコチン性とムスカリン性とがあります。ニコチン性は脊髄神経の神経筋接合部（NMJ）に、ムスカリン性は自律神経の節後神経と、そのうちの副交感神経の標的に存在します。

7-7-1 筋弛緩薬

　筋弛緩薬はアセチルコリンのシグナル伝達をブロックするもの、あるいは筋そのものを弛緩させるものとあります。

● NMJ ブロッカー

　レセプターを標的にしているものが主で、筋弛緩薬や毒として使われます。

・**クラーレ**：ニコチン性アセチルコリンレセプターを阻害し、筋肉を麻痺させます。

・**サクシニルコリン**：ニコチン性アセチルコリンレセプターのパーシャルアゴニストでニコチン性レセプターを活性化しますが、その後アセチルコリンエステラーゼでの分解がゆっくりなので脱分極が持続し、神経活動が起こらなくなります。そのため脱分極した状態で筋肉が弛緩します。全身麻酔の挿管などの時に使います。

・**ヘミコリニウム**：ヘミコリニウムはアセチルコリンから分解されたコリンの再吸収を阻害します。その結果、神経終末でのアセチルコリン合成が停止し、アセチルコリンが枯渇して筋弛緩が起こります。

GABA$_B$ アゴニスト

・バクロフェン：中枢性の薬ですが、筋弛緩薬の流れでまとめて見ておきます。運動ニューロンの上位ニューロンが損傷された状態—例えば脳梗塞—では、筋肉の緊張が亢進した「痙縮」という状態が起こります（**6-6-9**）。筋からの感覚入力により脊髄からの運動指令が亢進していると考えられ、バクロフェンを脊髄に投与しこれらの神経活動を抑制（GABA$_B$ レセプターを刺激）してやると、痙縮が改善することが知られています.

● **筋小胞体からの Ca^{++}放出を阻害する薬**

・ダントロレン：骨格筋細胞内の筋小胞体(SR)のリアノジン受容体に作用し、Ca^{++}放出を抑制して筋収縮を抑制します（悪性高熱症の治療に使われます.

7-7-2 局所麻酔薬

チャネルを標的にしている薬で、神経活動を局所的に押さえます。

・Na$^+$チャネルブロッカー：プロカイン、リドカイン。Na$^+$チャネルをブロックして神経活動を局所的に抑えます。

筋弛緩の抑制に用いられる薬

● アセチルコリンエステラーゼ阻害薬

　全身麻酔から起こす際に呼吸筋を動かしたいので、NMJ でのアセチルコリンの濃度を上げるためにアセチルコリンエステラーゼ阻害薬（ネオスチグミン、フィゾスチグミンなど）を使って、自発呼吸を出せるようにします。が、他の部位のアセチルコリンの作用も増強するため、例えばムスカリン性で副交感神経節後線維からのシグナルが強まり、気道の分泌が高まり問題が起きます。

　その際に、自律神経節の節前線維をブロックするのには、ムスカリン性レセプター阻害薬のアトロピンやスコポラミンが用いられます。

　アトロピンやスコポラミンを使えば、NMJ のアセチルコリンは阻害しませんが、自律神経の方のアセチルコリンは阻害するので、アセチルコリンエステラーゼ阻害薬の副作用を抑えることができます。

➜ アセチルコリン終末

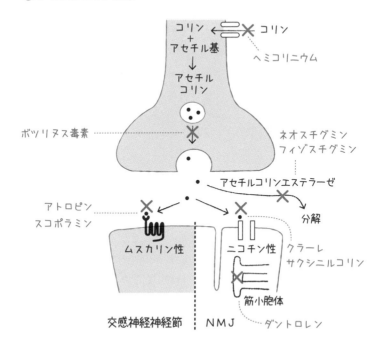

7-8 神経毒

シナプス伝達をブロックするものが神経毒になります。

● **テタヌス毒素**

シナプス前膜でのシナプス小胞の分泌を支える分子を阻害します。破傷風の毒素です。

● **ボツリヌス毒素**

シナプス前膜でのシナプス小胞の分泌を支える分子を阻害します。以前ボツリヌス毒素による食中毒で死亡事故が起きたことがあります。

シワ取りのボトックスはこの毒素で、注射によって筋肉を麻痺させ、筋肉の収縮で起こるシワをなくします。

→ **神経毒**

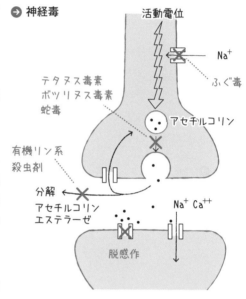

● **殺虫剤**

特に有機リン系のものはアセチルコリンエステラーゼを不可逆的に阻害して、アセチルコリンのシナプスでの濃度を過剰にし、結果として NMJ での情報伝達を抑えます。この原理をもとに兵器として開発されたのが VX ガスやサリンで、ヒトでは結果として呼吸筋のマヒを引き起こし死に至るため、毒ガスと認定されています。なお、アルツハイマー病の治療に用いられるアセチルコリンエステラーゼ阻害薬の作用は可逆的です（7-6-4）。

● **その他**

ふぐ毒は Na^+ チャネルを阻害するもので、活動電位が生じなくなります。その他、蛇の毒にもシナプスにおけるさまざまな分子を標的にするものが知られています。

7-9 取締対象の薬と作用、薬物依存

7-9-1 薬物依存の回路

薬物依存には報酬系（6-3）がかかわっていることが知られています。報酬系は側座核と、腹側被蓋核からのドパミン（7-5-1）による強化学習の系からなります（ドパミンが脳にとっての快楽＝報酬となります）。これには前頭前野からの調節がかかるはずなのですが、依存になるとかかりにくくなることも知られています。

薬物依存の最初は「これをやると気持ちがよくなるからやる」という報酬を求めるものですが、依存性ができあがると「これをやらないと気持ちが悪くなるからやる」と変化することが知られており、その過程で、関与している神経回路に変化があるのではと考えられています。

つまり薬物依存というのは、私たちの脳にある回路が薬によって乗っとられてしまうという考え方をする人たちもいます。逆に言えば、誰でもなりえますし、治療もそれだけに難しいとも言えます。

● 強化学習の回路

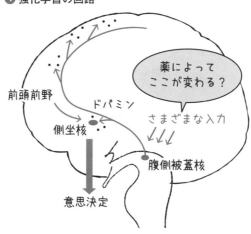

7-9-2 向精神薬

向精神薬とは中枢神経系に作用して精神活動に何らかの影響を与える薬のことです（7-6-5）。取締対象になっているものがかなり含まれます。

● 報酬系を刺激する薬

覚醒剤、アンフェタミン、メタンフェタミン、コカイン、ニコチン、カフェイン、エクスタシー、メチルフェニデート。ドパミン系を刺激するものが多いです。報酬系を刺激することから、より報酬を求めるようになり依存症になる傾向があります。

● 前シナプスに影響を与える薬

大麻、マリファナ、カンナビノイド。エンドカンナビノイド系を刺激するもの。シナプスの伝達に影響します。

➔ シナプスとドーパミンと向精神薬

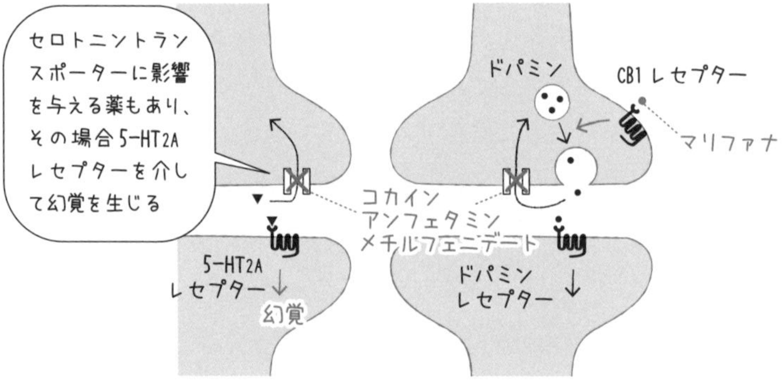

● セロトニン系を刺激する薬

LSD、マッシュルームなど。特に5-HT_{2A} レセプターの刺激によります（幻覚と関係あるとされています）。

● オピオイドレセプター系を刺激する薬

麻薬、アヘン（ケシの実）、モルヒネ、ヘロイン（モルヒネからの誘導化合物）、鎮痛薬。痛みを和らげますが、依存性も強いものが多いです。鎮痛薬としては例えばペンタゾシンなど。

● GABA 系を介する薬

睡眠薬、ベンゾジアゼピン系、バルビツール酸系。睡眠薬には依存傾向のあるものが多いです。

これらの薬は、日本では以下の 4 法で取り締まりされています。

→ 薬物 4 法と取締対象の薬

あへん法	アヘン、ケシの実、モルヒネ、ヘロインなど
大麻取締法	大麻、マリファナ、麻など
麻薬及び向精神薬取締法	麻薬、第 1 種向精神薬（メチルフェニデート、バルビツール酸系の一部）、第 2 種向精神薬（バルビツール酸系の一部、ベンゾジアゼピン系のフルニトラゼパム）、第 3 種向精神薬（ベンゾジアゼピン系）
覚醒剤取締法	覚醒剤、アンフェタミン、メタンフェタミン

7-9-3 アルコール、タバコ

● アルコール

　細胞膜を変化させ、GABA 系、グルタミン酸系を抑えるとされています。アルコールはその濃度によって神経の興奮性が高まったり（酒を飲んで暴れる、饒舌になる、からむなど）、抑制性が高まったりします（寝る、意識を失うなど）。皮質が抑制され調節がきかなくなるのが前者、脳部位がさらに影響を受け広い範囲まで抑制が及んだのが後者と考えられています。依存性も生じます。

● タバコ

　ニコチン性アセチルコリンレセプターを刺激します。ニコチン性の介在ニューロンは側坐核にも存在し、ドーパミン系に影響を与えることが知られています。依存性はかなり強いです。

アルコールと大麻／マリファナ

日本ではアルコールは 20 歳から、マリファナは禁止されています。米国では州によって違いますが、アルコールは 21 歳からのところが多いようです。マリファナについてはニューヨーク州ではまだ認められていませんが、そのうちに住民投票で合法化される可能性もあります。

私はこの件について米国の研究室の仲間と議論したことがありますが、「自分の責任で吸うならば別にアルコールよりも危険ではないし、依存性もそれほど強くないのだから、自由にすればいい」という議論を展開する人が多く、非常に驚きました。「マリファナを発達成熟期に吸うと脳に対する影響があり統合失調症などの発症率を上げるし、他のドラッグに対するエントリードラッグになりうる」と言っても逆に「本当にそんなことが立証されているのか？」と反論を受けます。ネットを見るとマリファナを入れたチョコレートケーキを子どもに食べさせるとか、妊娠期のストレス解消にマリファナを吸うとかいった記載も出てきます。「タバコのように依存性のあるものだって、ある年齢からは許されているではないか。アルコールのように飲んだら危険な状態になるかもしれないものだって許されている。だったら、マリファナだっていいだろう」と。

さて、皆さんはどのようにお考えになりますか？ そもそもこういったものを取り締まることについて、社会がどれくらい関与すべきでしょうか。安全な社会と健全な社会の違いは何でしょうか。環境や文化によって人の考え方というのは本当に影響されるものです。いろいろ考えさせられる経験でした。

Chapter 8

神経免疫学

中枢神経系には他の臓器と少し異なる免疫系が存在すると考えられます。本書の最後にこれを見ていきましょう。

8-1 神経系に免疫はあるのか? ないのか?

8-1-1 ある…けれど違う

　神経系には BBB が存在する、通常のリンパ管系が存在しないなどの理由から、免疫系から逃れているのではないかとも考えられてきました。あるいは、他の組織と比べて免疫反応が異なるのではないかと考えられてきた歴史があります。例えば脳組織を他者に移植すると拒絶反応が起こらないとか、細菌を直接脳実質に植えると免疫反応を逃れるとか、さまざまな実験がされています。

　が、神経系の疾患で免疫の関与しているものはたくさんあります。例えば、炎症（脳炎、髄膜炎）、自己免疫疾患（多発性硬化症、抗 NMDA 受容体脳炎）、脳腫瘍に対する腫瘍免疫などです。

　では他の組織の免疫系とどこが異なるのでしょうか。何が起こって何が起こらないのでしょうか。関与する細胞種の違いでしょうか？ 関与するサイトカインの違いでしょうか？ 免疫反応の起こる場の違いでしょうか？ 本当にリンパ管系はないのでしょうか？

8-1-2 神経系への異物の侵入と排除

● 3 つの侵入経路

　そもそも神経系にはどのようにして異物が侵入するのでしょうか。①血液にのって、② CSF にのって（髄膜を経て）、③神経にのって、の 3 パターンが考えられます。①と②はなんとなくイメージがつくと思いますので、③だけすこし補足しておきます。神経にのって入ってくる異物（例えば狂犬病や帯状疱疹のウイルスなど）は、軸索を逆行性にたどってニューロンの細胞体に到達し、そこで悪さをします。この場合、免疫反応は異物そのものでなく感染したニューロンに対して引き起こされると考えられます。①～③の他に、脳実質内に「生じた」異物（腫瘍細胞など）が免疫反応を起こす可能性もあります。

● 異物の排除

　それではこうやって入ってきた異物に対してどのように免疫反応が起こるのでしょうか。まず、通常の組織に異物が入った場合を考えてみましょう。異物あるいはその産物は、局所のマクロファージなどの抗原提示細胞に認識されます。これらの細胞はシグナルを出し、血管透過性を高め、好中球などの自然免疫に関与する細胞を血液中からよび寄せて、免疫反応が起こります。同時にこういった局所のマクロファージ（あるいは抗原そのもの）は組織のリンパを伝わってリンパ節に行き、そこで抗原特異的なリンパ球を成熟させます。教育されたリンパ球が血液を伝わって異物のいる場所に動員され、獲得免疫反応を引き起こします。こういった一連の反応によって、異物は組織から除去されます。

● 脳以外の組織での免疫反応

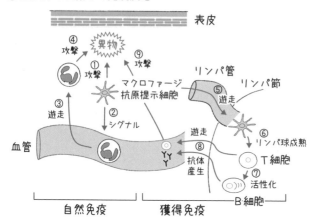

では脳はどうでしょうか。まず侵入について解剖学的なことを考えてみると、血管からある程度自由に入れる組織と入りにくい組織を分けて免疫反応を考える必要がありそうです。というのは脳の血管にはバリアがあるからで、そのバリアにあまり影響されない髄膜炎と、その他の免疫反応（つまり、実質で起こるもの）とを分けて考えてみたいと思います。

● 脳の免疫反応

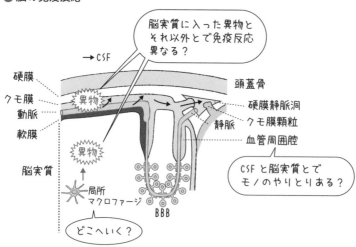

異物は脳実質組織からどのようにして排除されるのでしょうか。リンパ系？ CSF 系？ 体液系？ 静脈系？ が組織を還流しているのでしょうか。

→ バリアに囲まれた脳実質とそれほどでもないクモ膜下腔

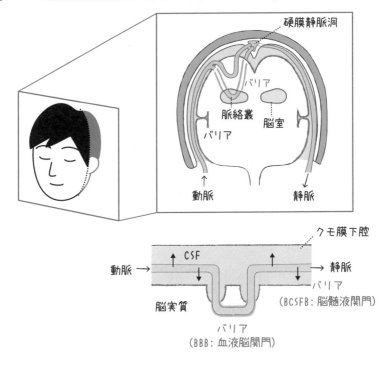

8-2 血液、CSF、組織液、リンパ

8-2-1 血液、CSF、リンパの流れと炎症・免疫反応の場

　一部復習になりますが、中枢神経組織を還流する体液系についてもうすこし詳しく考えてみましょう。

動脈：クモ膜下腔を走行し、そこから脳実質内に入り込みます。脈絡叢は、血管が表層から脳室に落ち込んで形成されたものです。

静脈：脳実質内からの血流を集めて、クモ膜下腔を走る静脈になり、最終的に硬膜をつらぬいて硬膜静脈洞に流れ込みます。

CSF：脈絡叢で血管から脳室内に体液が出て、それが脳室内を還流し、クモ膜下腔に出て、そこからクモ膜顆粒を経て硬膜静脈洞に流れ込みます。

　ここで注意すべきは、脳実質に入った血管周囲にはグリア細胞から形成される血液脳関門（BBB：Blood-Brain Barrier）があることです。脳実質とクモ膜下腔の間も同じで、ここは脳髄液関内（BCSFB：Brain-CSF Barrier）とよばれたりします。

　しかしながら、血管はクモ膜下腔を伴って実質に降りていくため、血管周囲にはある程度の空間があるはずです。これが血管周囲腔（Virchow-Robin 腔）とよばれるものとされていて、現在議論の的となっている空間となります。

　もしここで動脈から流れ出た、あるいは CSF から脳実質内に入った組織液が存在して、能動的に組織を還流し、最終的に静脈系あるいは CSF 系に流れ込むならば、その経路をたどり組織で十分炎症が起こりえます。ただし、これは分子が自由に通れるくらいの空間ではあるけれども細胞が自由に行き来できる空間ではないともされています。また CSF 系にどこまでダイレクトに通じているかどうかもよくわかっていません。

　さらに、脳実質を還流するリンパ液はないことになっていますが、最近リンパ管が硬膜のところに存在することが証明されました。また、グリア細胞からなる血管を包む膜のところに、アクアポリンという水分子を通すチャネ

ルが存在することも証明されました。そこで提唱されたのが、脳実質の水成分はアクアポリンを通じて血管周囲の空間に出され、CSF を経て静脈あるいはリンパ管に流れるということです。

● 脳組織の還流と CSF とのつながりの可能性

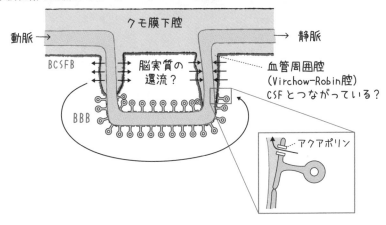

自己免疫性に脱髄をきたすマウスモデルがあり、その場合の抗原は頚のリンパ節に行っていることが明らかになっています。つまり、何らかの形で脳実質の抗原がリンパ節まで行くことは確かですので、こういった経路を通じて物質のやりとりはあるようです。

いずれにしてもくり返しますが、CSF の流れる空間と脳実質とを分けて考えてみる必要があります。

血液成分と CSF 成分

それではまず CSF のある空間を考えるために、CSF の成分と血液の成分の正常値を比較してみましょう。

	血液	CSF
単核球	約 2,000/mm³	5/mm³ 以下
タンパク質	約 20,000 mg/dL	15 ～ 45 mg/dL
糖	約 90 mg/dL	50 ～ 80 mg/dL
抗体（IgG）	約 1,200 mg/dL	0.8 ～ 5.0 mg/dL
アルブミン	約 5,000 mg/dL	15 ～ 45 mg/dL

CSF 中のさまざまなものは血中より低濃度に保たれています。

髄膜炎では単核球（8-3-1）やその他の細胞数が上昇し、タンパク質濃度、抗体濃度も上昇することが知られています。例えば細菌性髄膜炎では細胞数が 1,000 ～ 5,000（好中球が多い）、ウイルス性では 100 ～ 1,000 くらいになります。タンパク質の濃度が細菌性では 100 ～ 500、ウイルス性では 50 ～ 100 くらいに上がります。

以上のことから、炎症時の CSF には抗体ならびに免疫系の細胞が存在している可能性が考えられます。

中枢神経系の免疫系細胞と免疫系分子

8-3-1 免疫系細胞

　では実際の中枢神経系には、どういった免疫担当細胞や分子が存在しているのでしょうか。

　免疫に関係する細胞としては以下のようなものが知られています。

● マクロファージ

　異物を食べ顆粒球を呼び寄せたり抗原提示を行ったりする細胞で、血中にいるものや組織にいるものがあります。マクロファージは単球から分化し、脳では特に血管周囲に存在することが知られています。

● 顆粒球

　好中球、好酸球、好塩基球といったものがあり、特に好中球は最初の防御機構として異物を食べて破壊するという、自然免疫反応を担っています。こういった細胞は血中には存在しますが、脳実質や CSF ではほとんど存在しません。

● マスト細胞

　ヒスタミンやプロスタグランジン系のシグナルを産生するマスト細胞は、自然免疫で重要な役割をはたしていますが、脳でもやはり存在することが知られています。

● リンパ球

　血液やリンパ系には単核球とよばれる B 細胞、T 細胞といったリンパ球が存在しますが、脳でも脈絡叢の周囲に存在することが知られています。正常では脳実質にはほとんど存在しません。

● ミクログリア

　脳のグリア細胞（1-3）のなかで唯一骨髄系由来の細胞で、マクロファージと同じ部類の細胞です。ものを食べる抗原提示細胞として働き、また、正常の脳でもシナプスの刈り込み除去（3-3-5）などに関与していることが知られています。脳実質に存在しますが、脳から血液あるいはリンパを経てリンパ節にいくかどうかは不明です。

●アストロサイト

　グリア細胞ですが、炎症に反応して免疫系分子のサイトカインを出すことが知られています。脳実質に存在します。

➡ 免疫系細胞

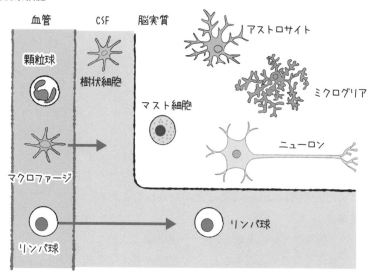

8-3-2 免疫系分子

　免疫に関係する分子には以下のようなものが知られています。

● 抗体

　B 細胞がつくる抗体分子には IgG、IgM、IgE、IgA、IgD がありますが、粘膜免疫に関係する IgA は脳には存在しないと考えられます。その他のものが CSF に存在することは確かです。脳実質に入りうることも確かです。

● サイトカイン

　免疫細胞の間のシグナルで免疫反応の調節に重要な役割をはたすサイトカインは、アストロサイトやミクログリアといった脳内の細胞からも放出され、炎症を引き起こすことが考えられます。CSF 内でもマクロファージや樹状細胞、リンパ球などが放出する可能性があります。

● ケミカルメディエーター

　実際の炎症にかかわるもので、プロスタグランジンやロイコトリエンとい

った分子群（脂質からつくられるメディエーター）や、損傷組織から出てくる分子群で自然免疫系を動かすもの（核酸やタンパク質など）が知られています。脳実質にも存在することが知られています。

　したがって、分子的には脳実質でもCSFでも十分免疫反応は起こりうるということになります。

8-3-3 間質、ECM、線維化、グリオーシス

　脳実質の場合、ニューロン、グリア細胞以外に間質が存在しており、免疫反応が起こるとしたらそこで起こるはずです。したがって、間質の関与する反応が炎症反応を修飾する可能性があります。

　間質をつくるのは細胞外基質（ECM）とよばれるもので、脳では他の組織のようなコラーゲンよりも、ヒアルロン酸（水を大量に含めることが特徴）の多いプロテオグリカンが正常では主要な成分です。

　炎症が起こると、最初はミクログリアとマクロファージが集中し、その後にアストロサイトを中心としたグリア細胞が集約し、アストロサイトが増殖しグリオーシス（アストログリオーシス）とよばれる組織像を呈することが知られています。このアストロサイトはプロテオグリカンを産生し、その部位は神経線維の伸長を物理的・化学的に阻害することが知られています。

⊃ グリオーシス

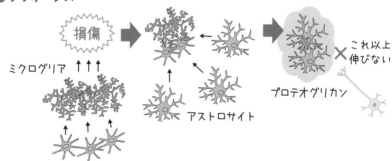

8-3-4 免疫反応の様式

　組織還流、細胞成分、分子および炎症の起こる場の特徴について整理したうえで、一般的な免疫反応の様式について考えてみましょう。

①まず、マクロファージや樹状細胞、ミクログリア、マスト細胞などにより抗原が感知され、自然免疫系（非特異的な免疫反応）が起動します。

②これら細胞から分泌されるケミカルメディエーターにより血管の透過性が亢進し、自然免疫にかかわる細胞が血管の内から外へ遊走して、抗原のある場に引き寄せられます。

③生体防御機構が動き出します。これにはマクロファージや樹状細胞を介した食作用などによる異物除去、リンパ球の一種のNK細胞やミクログリアを介したサイトカイン分泌などの反応、さらには顆粒球を介した反応などが含まれます。

④また、抗原は貪食細胞によって、あるいは組織灌流液によって、局所のリンパ節に運ばれます。

⑤そこで抗原提示が行われ、その抗原に対する特異的なT細胞、B細胞が増殖・分化します。これが獲得免疫系です。

⑥他の免疫細胞を助けるヘルパーT細胞はB細胞の増殖・分化を促し、B細胞は抗原特異的な抗体を産生するようになります。

⑦また、直接異物を攻撃するキラーT細胞は抗原を提示している細胞を攻撃し、その細胞死を誘導します。

⑧これらの細胞は抗原がある部位を移動し、免疫反応を引き起こし、異物（感染病原体、感染細胞、変性細胞、老廃物、脳腫瘍細胞など）が除去されていきます。

前に述べたように、血管の特殊性と組織還流の特殊性から、炎症の起こる場所を「CSF の満たされた腔（クモ膜下腔とその延長）」と「脳実質」に分けて考えてみましょう。

● 免疫反応の様式

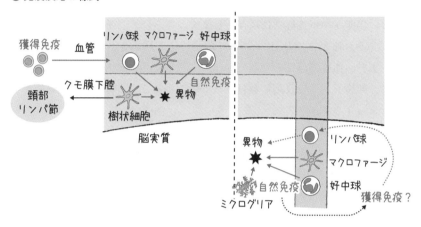

　クモ膜下腔での炎症、例えばウイルス性や感染性の髄膜炎の場合はどうでしょうか。血管からこういった空間への自然免疫系の細胞の遊走は起こりうるでしょうし、抗原は局所のリンパ節（頭蓋内にリンパ節はないので、例えば頸部のリンパ節など）にも送られ、抗原提示が行われると考えられます。その結果、獲得免疫系が動き出し、獲得免疫を担う細胞が炎症の起こっている場（クモ膜下腔）に誘導され、防御機能を発揮します。これは前記の一般的な免疫反応の様式をとると考えられます。

Chapter 8

神経免疫学

8-3-5 脳実質での免疫反応

　では、こういった免疫反応が脳実質で実際どれくらい起こっていて、どれくらい有効なのでしょうか。

　まず、非特異的免疫反応ですが、そのためには血液中からの細胞の移送が必要です。BBBは障壁になると考えられますが、もともと完全なBBBが存在しない場所が中枢神経系には存在します。さらに、サイトカインが分泌されれば、それによってBBBを緩めて細胞移送が誘導されると考えられています。また、血管透過性の亢進で脳浮腫も起こりえます。

　次に、非特異的免疫反応に数日遅れて起こるとされる特異的免疫反応を考えてみましょう。

　異物が抗原提示細胞に取り込まれるかどうかですが、リンパ節は頭蓋内には存在しませんが、脳実質内の異物は頸部のリンパ節に取り込まれてそこで免疫反応が誘導されることが知られています。したがって、CSFや組織中の還流液から異物が頸部リンパ節まで運ばれる経路がある可能性は考えられます。

　また、脳実質の局所で抗原提示が起きるかですが、それは血管内皮、アストロサイト、ミクログリア、マクロファージ、樹状細胞などが行う可能性はあります。

　しかし、もともとのリンパ球の含有量が少ないので、動員されたリンパ球がどれくらい脳内に運ばれるかが、どれくらい有効な免疫反応が起きるかを決定すると考えられます。そのためには脳血管の透過性を上げる必要があり、やはり脳浮腫が起こります。これは頭蓋骨に覆われた脳にとってはあまり好ましいことではありません。さらにリンパ節、あるいは局所で活性化されたリンパ球はBBBを超えねばなりませんので、もう一度血管周囲腔で抗原提示細胞によって活性化される必要があります。

　他方、免疫反応の結果グリア細胞がその部位に集中すると、サイトカインなどに対する反応として増殖、そして線維化などを誘導し、結果としてその部位のニューロンの機能を物理的さらには化学的に阻害する可能性があることも重大な懸念事項です。

したがって、まとめると、

脳でも免疫反応は起こるが効率が悪い

反応の結果として浮腫などの脳実質への影響が出やすい

グリア細胞を介した組織障害が起こる

など、さまざまな問題を引き起こす可能性があるということを理解する必要
があります。

➔ 脳実質の免疫反応のさまざまなギモン

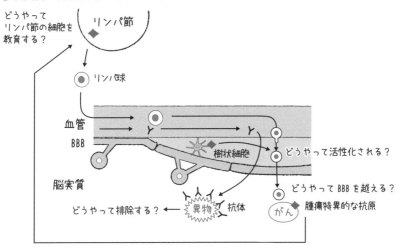

Aβワクチン療法

アルツハイマー病ではアミロイド（Aβ）が脳内に沈着しますが、これに対する抗体を産生させることにより、Aβを組織からクリアできるのではないかということで、Aβのワクチン療法が実験動物でなされ、有用であることが知られています。この事実は脳内で免疫反応が引き起こせるという証拠になるかと思います。

ヒトではAβに対する抗体を投与する治療が試されましたが、Aβの脳内の蓄積は減るものの、症状に変化がないなどあまり効果をあげていません。ただ、少なくとも抗体は脳実質に入れること、入った抗体は脳実質のAβを認識し、抗原抗体複合体は脳から何らかの形でクリアされることを意味します。

脳腫瘍、特にグリオブラストーマの治療は手術的には難しく、以前から腫瘍に対しての免疫療法が試みられてきました。脳腫瘍に特異的な抗原に対する免疫を誘導してやることで脳腫瘍を殺そうというもので、現在臨床治験が進んでいます。これも脳内に免疫反応が存在することを示している１つの例だと思います。ここで、腫瘍特異的な抗原がどうやってリンパ節（この場合頸部のリンパ節になります。頭蓋内にはリンパ節がないので）に到達してそこで腫瘍抗原特異的免疫細胞を誘導するか？ そして、それが脳に血管を伝わって到着した時に、どのようにBBBを越えて脳実質に入るのか？ 少なくともこの２つの大きな問題を解決する必要があると考えられます。

おわりに

　僕の学生時代にあった唯一の神経科学の本はクフラーの『From Neuron to Brain』で、その最後のところにとてもかっこいいことが書いてある（実は、学生時代に一念発起して読もうと思って挫折して、その最後のところしか読んでないんだが…気になる方は原著を開いてみてほしい）。その後、シェパードやカンデルの本がでたが、神経科学という講座のある大学は日本にはなかった。今でも神経科学を様々な方向から包括的にあつかう神経科学講座やコースはあるようでない。脳は様々な分野の知が集合して取り組まねば到底理解出来るようなものではなく、様々な分野の方々に神経科学に興味を持っていただいて、そういった方々が同じ土俵に集まって、言葉がうまく通じないけど何となく話しながらお互いに理解しようと努力することにより、議論をし理解を深めていくことが必要だと思う。そのハードルの1つは、神経科学があまりに幅広い分野をカバーするため、自分の専門を深く追求しながら、神経科学の膨大な知識を概観するのに時間がかかることだと思う。神経解剖を知らないでコンピュテーションは語れないし、分子を無視して電気生理はそれ以上深まらない。ヒトの脳がブラックボックスのまま AI をさらに良いものにしていけるだろうか。この本が様々な分野の人達が交流する道をつけるのに少しでも役に立てば、こんなうれしいことはない。日本がこれからの神経科学の新しい潮流をつくることを祈念している。

脳神経科学を「もっとわかりたい」人向けの推薦図書

『カンデル神経科学』（メディカルサイエンスインターナショナル）
『標準生理学 第9版』（医学書院）
『臨床のための脳と神経の解剖学』（メディカルサイエンスインターナショナル）
『マーティン カラー神経解剖学―テキストとアトラス』（西村書店）
『病気がみえる 脳・神経』（メディックメディア）
『脳の進化形態学』（共立出版）
『入門人体解剖学 改訂第5版』（南江堂）

『Molecular Neuropharmacology: A Foundation for Clinical Neuroscience, Third Edition』（McGraw-Hill Education）
『Cognitive Neuroscience: The Biology of the Mind』（WW Norton & Co）
『Brain Structure and Its Origins: in Development and in Evolution of Behavior and the Mind』（The MIT Pr）
『Brains Through Time: A Natural History of Vertebrates』（Oxford Univ Pr）

索引

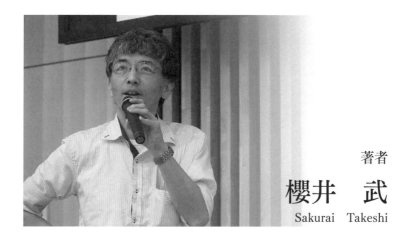

櫻井　武
Sakurai　Takeshi

　愛知県一宮市生まれ、北海道教育大学教育学部附属札幌中学校、北海道立札幌南高校、（河合塾名駅校）、名古屋大学医学部卒。聖路加国際病院内科勤務後、名古屋大学大学院医学研究科を修了し、渡米。神経系の発生のメカニズムとその異常で起こると考えられる発達精神障害の基礎的研究に従事。2011年に京都大学大学院医学研究科に赴任し、精神疾患の創薬に関わる産学協同研究、さらに創薬研究を支える大学院講座の立ち上げに従事。京都大学医学部（人体解剖・神経解剖）、名古屋大学医学部（生化学）、コロンビア大学医学部（臨床解剖）で教育に従事し、医学知識の教育の面白さと難しさを知る。2020年に京都大学を辞し、現在、医学教育のネット講座の立ち上げと、ビデオゲームを使った精神疾患の診断治療予防の方法の開発のプロジェクトを、若いヒト達の力を借りながら推進中。コロンビア大学医学部客員教員、京都大学医学部、名古屋大学医学部、順天堂大学医学部非常勤講師。

脳神経科学がわかる、好きになる

2020年 9 月25日　第 1 刷発行	執　筆	櫻井　武	
2023年10月30日　第 3 刷発行	発行人	一戸裕子	
	発行所	株式会社羊土社	
		〒101-0052	
		東京都千代田区神田小川町2-5-1	
		TEL　03（5282）1211	
		FAX　03（5282）1212	
		E-mail　eigyo@yodosha.co.jp	
		URL　www.yodosha.co.jp/	
ⓒ YODOSHA CO., LTD. 2020			
Printed in Japan	装　幀	Isshiki（八木麻祐子）	
ISBN978-4-7581-2098-2	印刷所	株式会社平河工業社	